302医院肝病健康指导

——肝衰竭防治专家答疑

主　　编　游绍莉　朱　冰

主　　审　胡瑾华

副 主 编　吕　飒　苏海滨　赵　军

编者名单（按姓氏汉语拼音排序）

陈　婧　李　晨　关崇丹　吕　飒

刘素霞　刘婉姝　刘晓燕　柳芳芳

乔　艳　宋芳娇　苏海滨　田　华

王海波　肖　珑　邢汉前　徐天娇

严立龙　杨昊臻　游绍莉　张丽娜

朱　冰

科学出版社

北　京

内 容 简 介

　　本书是由解放军第 302 医院肝衰竭诊疗与研究中心的专家编著而成。全书共分为 9 章，以问答的形式详细介绍了引起肝衰竭的各种原因，以及肝衰竭的诊断、治疗、护理、出院康复指导、日常生活应注意的问题等，让读者了解肝衰竭的诊治过程，以便更好地配合医生的治疗。同时，还展示了一些肝衰竭患者战胜疾病的心路历程，以此鼓励其他患者增强战胜疾病的信心，提高肝衰竭患者的生存率。

　　本书通俗易懂，实用性强，不仅适合肝病患者及其家属阅读，还可作为初、中级肝病科临床医生和在校学生的参考资料。

图书在版编目（CIP）数据

302医院肝病健康指导：肝衰竭防治专家答疑 / 游绍莉，朱冰主编. —北京：科学出版社，2018.1
　ISBN 978-7-03-055654-7

　Ⅰ.3⋯　Ⅱ.①游⋯②朱⋯　Ⅲ.肝功能衰竭－防治　Ⅳ.R575.3

中国版本图书馆CIP数据核字（2017）第288573号

责任编辑：肖　芳 / 责任校对：张小霞
责任印制：肖　兴 / 封面设计：吴朝洪

科 学 出 版 社 出版
北京东黄城根北街 16 号
邮政编码：100717
http://www.sciencep.com

三河市书文印刷有限公司 印刷
科学出版社发行　各地新华书店经销

*

2018 年 1 月第　一　版　　开本：720×1000　1/16
2018 年 1 月第一次印刷　　印张：8 1/2
字数：154 000

定价：35.00 元
（如有印装质量问题，我社负责调换）

　　肝衰竭是由多种因素引起的严重的肝脏损害，导致其合成、解毒、排泄和生物转化等功能发生严重障碍或失代偿的一组临床症候群。虽然医学救治水平不断提高，但肝衰竭仍然是一种病死率极高的疾病，也是国家科技重大专项重点攻关领域之一。目前，肝衰竭以采取综合治疗为主，治疗方法包括：病因治疗（抗病毒等）、人工肝治疗、防治并发症、支持治疗、肝移植等。同时，患者及家属对疾病的了解、与医护人员的配合及个人的护理也是提高救治成功率的重要因素。解放军第302医院肝衰竭诊疗与研究中心的医护人员敏锐地抓住救治关键点，充分发挥其专业优势，梳理、提炼在临床工作中经常遇到的肝衰竭健康教育问题，将其汇编成书。

　　本书以问答的形式讲述患者住院期间关心的问题，包括肝衰竭疾病的临床特点、预后、治疗方法、相关检查、人工肝、肝移植及护理等。内容涵盖了患者住院期间及出院后需要知晓的及配合治疗的各种问题，让患者心中有数，减少未知的恐惧。促使患者积极配合医护人员展开对疾病的观察，了解对患者正确的护理，努力提高救治成功率。本书还提供了三名肝衰竭患者治疗期间的心路历程，展现其面对疾病的勇气、积极配合治疗的耐心和百折不挠的意志，堪称肝衰竭病友的楷模。

　　我们期待患者及家属阅读本书后能够加深对疾病的认识，切实掌握该疾病的必备知识，激发与医护人员一起战胜疾病的顽强斗志和坚定信心。

　　由于肝衰竭研究知识更新较快，本书中有的问题答复不一定全面，如有疑问，敬请读者提出意见或建议，以期再版时修订。

　　　　　　　　解放军第302医院肝衰竭诊疗与研究中心一科主任　**游绍莉**

全军肝衰竭诊疗与研究中心简介

解放军第 302 医院肝衰竭诊疗与研究中心成立于 2007 年，是全国首个以集中救治肝衰竭及疑难重症肝病为重点，集医、教、研为一体的肝病诊治中心，2011 年被命名为"全军肝衰竭诊疗与研究中心"（以下简称为"中心"）。中心由两个临床科室（展开床位 90 张）、血液净化科和肝衰竭研究室 4 个科室共同组成。现有主任医师 4 人，副主任医师、副研究员 6 人，研究生导师 5 人，留学归国人员 6 人，博士 8 人，硕士 16 人，且拥有一支高学历、高素质的医疗护理队伍，为患者提供高质量的医疗救治服务。另外，有博士研究生导师 3 人，硕士研究生导师 4 人，同时承担北京大学医学部、解放军医学院的本科生及研究生教学工作。

临床科室每年收治肝衰竭患者 300 余例，肝衰竭收容人数及救治水平在国内目前处于领先地位。在国家"十一五"期间率先应用并系统观察抗病毒治疗 HBV 相关肝衰竭，使乙肝肝衰竭患者救治成功率显著提高，相关研究获军队医疗成果二等奖。中心的学科发展方向为肝衰竭及疑难重症肝病患者的救治及相关研究，应用重症肝病的病因管理模式，贯穿临床、科研与教学。同时，不断开展新技术、新方法，如利用自体外周血干细胞移植联合人工肝、粒细胞集落刺激因子注射等方法显著提高肝衰竭患者生存率，目前仍在进行扩大研究。开展经颈静脉肝穿刺、肝衰竭早期预警、肝衰竭肾损害、肝性脑病早期预警、肝脏容量估算等诊治技术以提高疑难重症肝病诊疗水平。

中心的血液净化科目前可开展血浆置换、胆红素吸附、血液透析滤过、持续床旁替代治疗、腹水超滤回输等多样化、个体化的血液净化技术，在技术种类及治疗例数上均居国内首位，为肝衰竭患者提供了强大的重症肝病救治血液净化平台。

中心研究室主要从事肝衰竭的发病机制、预警预后等研究，协助临床科室完成生物治疗、免疫治疗的基础监控与检测。中心平均每年培养博士、硕士研究生 3～5 名，带教进修学习人员 30 余人次。承担并参与国家"十一五""十二五"重大专项、国家自然科学基金、北京市和军队肝衰竭临床及基础研究课题 20 余项，发表肝衰竭相关论文 100 余篇，SCI 论文几十篇。近 4 年，相关研究获军队医疗成果二等奖 3 项、北京市科技进步三等奖 1 项、军队医疗成果三等奖 5 项。同时作为军队医院的卫勤力量，有 6 人次参加并出色完成援非抗击埃博拉行动，参加各种急难险重任务，践行革命军人的光荣使命。

目 录

第 5 章　肝衰竭并发症的防治　/60

第6章 肝衰竭的预防及预后 /88

第7章 肝衰竭的护理 /93

第一节 肝衰竭的一般护理 /93

第 1 章

肝衰竭的基本介绍

1. 什么是肝衰竭?

肝脏作为人体的重要器官之一,因其具有合成、解毒、代谢、分泌、生物转化及免疫防御等功能,故又被称为"加工厂"。当多种因素(如病毒、酒精、药物等)导致其严重损害时,肝细胞可出现大量坏死,上述功能发生严重障碍或失代偿,进而出现以凝血机制障碍和黄疸、肝性脑病、腹水等为主要表现的一组临床症候群,称之为肝衰竭。患者主要表现为乏力、食欲缺乏、恶心、腹胀、尿黄,严重的患者可出现神志异常、尿量减少、发热等。

2. 肝衰竭的病因有哪些?

不同的国家、不同的地域引起肝衰竭的病因及发病率也不同。在我们国家主要以病毒性肝炎,特别是乙型病毒性肝炎最常见。在西方国家则以药物性肝炎、丙型肝炎等常见。引起肝衰竭的病因包括以下方面。

(1)嗜肝病毒:因甲型肝炎病毒(HAV)、乙型肝炎病毒(HBV)、丙型肝炎病毒(HCV)、戊型肝炎病毒(HEV)感染。另外,重叠感染往往加重病情,引发肝衰竭,如 HCV 和 HAV 重叠感染、HBV 和 HAV 重叠感染、HBV 和 HEV 重叠感染等。

(2)非嗜肝病毒感染:巨细胞病毒、EB 病毒、单纯疱疹病毒(1、2 型)、疱疹病毒 6 型、副流感病毒、副黏液病毒、微小病毒 B19、腺病毒、柯萨奇病毒、带状疱疹病病毒、黄热病病毒、登革热病毒等。

(3)医用制剂:卡马西平、复方新诺明、环丙孕酮、双硫仑、"摇头丸"、吡格列酮、异烟肼、尼美舒利、对乙酰氨基酚、丙硫氧嘧啶、利福平等。

(4)乙醇(即酒精)。

(5)代谢性疾病:妊娠急性脂肪肝、α_1- 抗胰蛋白酶缺陷、红细胞生成性原卟啉病、遗传性果糖不耐受、半乳糖血症、HELLP 综合征、Reye 综合征、酪氨酸血症、Wilson 病。

（6）自身免疫性肝病：自身免疫性肝炎、原发性胆汁性肝硬化、原发性硬化性胆管炎等。

（7）缺血性肝病：布 - 加综合征、热休克、肝动脉结扎、休克肝、肝小静脉阻塞病。

（8）恶性浸润：白血病、恶性肿瘤肝转移、Hodgkin 病、黑色素瘤、非 Hodgkin 病、肾细胞癌、肝细胞癌。

（9）细菌和寄生虫：钩端螺旋体、李斯特菌、疟疾、结核和立克次体病。

（10）化学物质：四氯化碳、氯仿、硝基丙烷、三硝基甲苯、黄磷等。

（11）真菌毒素：毒鹅膏菌、环柄菇等。

（12）毒素：蜡样芽孢杆菌催吐毒素、蓝藻细菌的微囊藻毒。

（13）化脓性胆管炎、急性胰腺炎等。

（14）心力衰竭。

（15）不明原因：目前尚有一部分患者发生了肝衰竭，但以常规的检测不能明确其病因。

（16）其他病因：热射病等。

3. 肝衰竭分几型？

目前，国内肝衰竭分型为：急性肝衰竭、亚急性肝衰竭、慢加急性肝衰竭和慢性肝衰竭。

（1）急性肝衰竭：急性起病，2 周内出现 II 度及以上肝性脑病（按 IV 度分类法划分）并有以下表现：①极度乏力，有明显厌食、腹胀、恶心、呕吐等严重消化道症状；②短期内黄疸进行性加深；③出血倾向明显，血浆凝血酶原活动度（PTA）≤ 40%（或 INR ≥ 1.5），且排除其他原因；④肝脏进行性缩小。

（2）亚急性肝衰竭：起病较急，2～26 周出现以下表现：①极度乏力，有明显的消化道症状；②黄疸迅速加深，血清总胆红素（TBIL）大于正常值上限 10 倍或每日上升 ≥ 17.1μmol/L；③伴或不伴有肝性脑病；④出血倾向明显，PTA ≤ 40%（或 INR ≥ 1.5）并排除其他原因。

（3）慢加急性（亚急性）肝衰竭：在慢性肝病基础上，短期内发生急性或亚急性肝功能失代偿的临床症候群，表现为：①极度乏力，有明显的消化道症状；②黄疸迅速加深，血清 TBIL 大于正常值上限 10 倍或每日上升 ≥ 17.1μmol/L；③出血倾向，PTA ≤ 40%（或 INR ≥ 1.5），并排除其他原因；④失代偿性腹水；⑤伴或不伴有肝性脑病。

（4）慢性肝衰竭：在肝硬化基上，肝功能进行性减退和失代偿：①血清 TBIL 明显升高；②白蛋白明显降低；③出血倾向明显，PTA ≤ 40%（或

INR ≥ 1.5)，并排除其他原因；④有腹水或门静脉高压等表现；⑤肝性脑病。

4. 肝衰竭有哪些临床分期？

根据临床表现的严重程度，亚急性肝衰竭和慢加急性肝衰竭可分为早期、中期和晚期。

（1）早期：①有极度乏力，并有明显厌食、呕吐和腹胀等严重消化道症状；②黄疸进行性加深（血清 TBIL ≥ 171 μmol/L 或每日上升 ≥ 17.1 μmol/L）；③有出血倾向，30% < PTA ≤ 40%（或 1.5 < INR ≤ 1.9）；④未出现肝性脑病或其他并发症。

（2）中期：在肝衰竭早期表现基础上，病情进一步发展，出现以下之一者：①出现 II 度以下肝性脑病和（或）明显腹水、感染；②出血倾向明显（出血点或瘀斑），20% < PTA ≤ 30%（或 1.9 < INR ≤ 2.6）。

（3）晚期：在肝衰竭中期表现的基础上，病情进一步加重，有严重出血倾向（注射部位瘀斑等），PTA ≤ 20%（或 INR ≥ 2.6），并出现以下之一者：肝肾综合征、上消化道大出血、严重感染、II 度以上肝性脑病。

此外，2012 年我国《肝衰竭诊治指南》提出了肝衰竭前期的概念，为发生肝衰竭前的一种疾病状态，临床特征：①极度乏力，并有明显厌食、呕吐和腹胀等；②黄疸升高（51 μmol/L ≤ TBIL ≤ 171 μmol/L），且每日上升 ≥ 17.1 μmol/L；③有出血倾向，40% < PTA ≤ 50%（或 1.5 < INR ≤ 1.6）。

5. 甲型肝炎及其肝衰竭的发病特点是什么？

甲型肝炎病毒（hepatitis A virus，HAV）感染可引起甲型肝炎，通过检验血清中 IgM、IgG 水平作为诊断依据。IgM 抗体是近期感染的血清学标志物，一般维持 8 ～ 12 周，IgG 抗体是既往感染的血清学标志物，可长期存在。HAV 对外界抵抗能力较强，室温下可生存 1 周，80℃ 5 分钟或 100℃ 1 分钟可使 HAV 灭活。

人类对 HAV 普遍易感，主要通过饮食传播感染。随着甲肝疫苗的接种，发病率呈逐年下降趋势。HAV 感染主要引起普通急性肝炎，整体预后较好，但也有部分患者会进展为肝衰竭。我中心（302 医院肝衰竭诊疗与研究专病中心）应用我国肝衰竭标准对 2002 年 1 月至 2012 年 12 月发生 HAV 相关肝衰竭患者进行回顾性分析，研究显示 HAV 感染住院患者中肝衰竭发生率为 2.5%（13/525 例），平均年龄 40 岁，合并其他肝病出现肝衰竭的发生率（8.3%）明显高于单纯 HAV 感染（0.96%）。因此，一般情况下因 HAV 感染出现肝衰竭的患者不常见，但是有基础肝病患者，当感染 HAV 时应注意有发展为肝衰竭的可能。

具备下列任何一项均可确诊为 HAV 感染：①抗 HAV IgM 阳性；②抗 HAV IgG 急性期阴性，恢复期阳性；③粪便中检测出 HAV 颗粒或 HAV 抗原或 HAV RNA。

6. 乙型肝炎及其肝衰竭的发病特点是什么？

乙型肝炎病毒（hepatitis B virus，HBV）已被发现有 A ～ I 共 9 个基因型，我国 HBV 基因型以 B、C 基因型为主。我国 2012 年《肝衰竭诊治指南》明确指出，HBV 感染是导致肝衰竭最主要的病因。

HBV 感染呈世界性流行，据世界卫生组织报道，全球约 20 亿人曾感染过 HBV，其中 3.5 亿人为慢性 HBV 感染者，每年约有 100 万人死于 HBV 感染所致的肝衰竭、肝硬化和原发性肝细胞癌。

HBV 是血源传播性疾病，主要经血（如不安全注射、输血等）、母婴及性接触传播。由于对献血员实施严格的乙型肝炎病毒表面抗原（HBsAg）筛查，经输血或血液制品引起的 HBV 感染已较少发生；经破损的皮肤黏膜传播主要是由于使用未经严格消毒的医疗器械、侵入性诊疗操作和手术，不安全注射特别是注射毒品等；其他，如修足、文身、扎耳环孔、医务人员工作中的意外暴露、共用剃须刀和牙刷等也可传播。母婴传播主要发生在围生（产）期，多为在分娩时接触 HBV 阳性母亲的血液和体液传播，随着乙肝疫苗联合乙型肝炎免疫球蛋白的应用及抗病毒治疗，母婴传播已大为减少。与 HBV 阳性者发生无防护的性接触，特别是有多个性伴侣者，其感染 HBV 的危险性增高。

我国肝衰竭的病因主要是 HBV 感染，这也是我国最常见的肝脏疾病死亡原因。我中心对 2002 年 1 月至 2011 年 12 月本院（302 医院）收治的急性、亚急性、慢加急性肝衰竭 3916 例研究统计发现，HBV 相关肝衰竭 3082 例，占 78.70%，其中急性肝衰竭 36 例，亚急性肝衰竭 51 例，慢加急性肝衰竭 2995 例。随着 HBV 相关肝衰竭的分型发展及其演变，我国急性肝衰竭和亚急性肝衰竭呈减少趋势，慢加急性肝衰竭和慢性肝衰竭呈增加趋势。HBV 相关肝衰竭病情严重、并发症多、治疗困难、病死率高，花费也较高，目前我中心 HBV 相关肝衰竭救治成功率高达 70%，居全国领先水平。

HBV 相关肝衰竭的防治原则上强调早期诊断、早期治疗，针对病因采取相应治疗措施，并积极防治各种并发症。

7. 丙型肝炎及其肝衰竭的发病特点是什么？

丙型肝炎病毒（hepatitis C virus，HCV）主要通过血液传播，呈全球分布，感染率约为 3%，是欧美及日本等国家终末期肝病的最主要原因。我国人

群抗 -HCV 阳性率为 3.2％，近 4000 万感染者。输血、母婴传播、静脉毒瘾共用注射器、反复血液透析、器官移植等是 HCV 感染的高危因素，医务人员注射针头意外刺伤、公共场所共用剃须刀等也可散发病例。由于试剂灵敏度或感染者处于窗口期等原因，近 20％的献血员抗 -HCV 检测仍会出现假阴性。因此，目前输血或血制品仍是丙肝的主要传播途径。HCV 感染后临床症状较轻或无明显症状，但易慢性化，肝硬化、肝癌发生率较高，引起急性肝衰竭相对少见。我国 HBV 感染人数众多，重症 HBV 患者对 HCV 易感性高，合并 HCV 感染可进一步加剧肝损伤。约 25％的慢性肝炎患者发展为肝硬化，如不进行肝移植，多发展为以严重腹水、腹膜炎、肝性脑病、消化道出血等严重并发症为特征的慢性肝衰竭。

　　HCV 的特征是一具有高度变异率的不均一病毒，HCV 变异对丙型肝炎致病性、疾病经过、诊断、疫苗研制和治疗均有重要的影响。复制和变异导致产生多种不同变异株。HCV 包含至少 6 种主要的基因型和大量的基因亚型。按照国际通行的 Simmonds 系统分类方法，以阿拉伯数字表示 HCV 基因型，以小写的英文字母表示基因亚型（如 1a、2b 等）。基因型的分布存在地区差异。基因 1 型呈全球性分布，占所有 HCV 感染的 70％ 以上。1a 型多见于美国，在欧洲等国和日本以 1b 型为主；在我国，大陆地区以 1b、2a 型为主，输血途径感染者多为 1b 型，中东地区以 4 型常见，6 型主要见于我国香港和澳门地区。基因型的意义在于其与抗病毒治疗方案密切相关。干扰素联合利巴韦林曾是公认的抗 -HCV 治疗方法。自 2014 年 4 月开始，美国率先上市由吉利德（Gilead）科学公司研发并生产的索菲布韦（Sofosbuvir），开创了丙肝口服药物治疗新方法。随后,百时美施贵宝（BMS）新药 Daklinza（Daclatasvir）、艾伯维公司三合一新药、吉利德复合制剂 Harvoni 等均已一一上市，这些药物的优点均为不良反应轻微，且持久病毒学应答（SVR）可达 90％ 以上。目前在我国也有相当部分患者在使用。我国的相关药物临床试验也正在开展，有望在近年投入临床使用。丙型肝炎患者有极少数因感染、饮酒等原因诱发肝衰竭，多数患者存在肝硬化基础。因此，防治肝硬化的发生是预防丙型肝炎肝衰竭的最有效办法。

8. 戊型肝炎及其肝衰竭的发病特点是什么？

　　戊型病毒性肝炎（简称戊肝）是由戊型肝炎病毒（hepatitis E virus，HEV）引起的急性肠道传染病，流行特点类似于甲肝，经粪 - 口途径传播，具有明显季节性，多见于雨季或洪水之后，也可经输血、母婴垂直传播。HEV 的传播可能与人群的免疫力、生活环境、卫生条件、年龄等多种因素有关。戊肝在全世界都有发现，但流行率最高的地区是东亚和南亚。全球每年大约有 2000 万人感染戊肝，300 多万急性戊肝病例，5.66 万例与戊肝有关的死亡。

戊肝为急性自限性疾病，一般人群感染 HEV 后 4～6 周可完全康复，预后良好。老年人、婴幼儿、有慢性肝病基础的患者感染 HEV 后，可导致病情迅速恶化，其发生肝衰竭及相关并发症的概率明显增高，预后较差。孕妇感染 HEV，病情重，易发生肝衰竭，尤其妊娠晚期病死率高（10%～39%），可见流产与死胎，其原因可能与血清免疫球蛋白水平低下有关。HBsAg 阳性者重叠感染 HEV，病情加重，易发展为急性肝衰竭。

戊肝肝衰竭迄今尚无特效治疗，目前主张早期诊断、内科综合治疗、积极防治并发症。中国生产和批准了全球第一个预防戊肝的疫苗，但目前此疫苗还未供应全球市场。

9. 药物性肝炎及其肝衰竭的发病特点是什么？

药物引起的不良反应在临床上十分常见，其最常见的临床表现为发热和皮疹。药物性肝衰竭由于药物作用后引起肝细胞发生大量坏死，整个肝脏的功能衰竭，患者病情危重、预后极差。在临床诊断的急性肝衰竭中，药物为仅次于各型病毒性肝炎的第 2 位，在暴发性肝衰竭的病例中，药物引起者占 20%～50%。如患者原有慢性肝病基础，药物更易造成严重的肝衰竭。美国急性肝衰竭最常见的病因是对乙酰氨基酚中毒，占 36%；其次是特异体质性药物反应，占 16%。我国报道药物性肝衰竭多以抗结核、抗肿瘤等常见。文献报道的中药导致的肝损害近年来也呈增加趋势，国内报道较多的与肝损伤相关的有何首乌、土三七，以及治疗骨质疏松、关节炎、白癜风、银屑病、湿疹、痤疮等疾病的某些复方制剂等。但由于组分复杂，很难确定究竟是哪些成分引起肝损伤。

药物引起的急性肝坏死，可分为可预测类和特异质反应类。可预测类指直接引起肝毒性的药物，通常发生药物反应时有明确的剂量 - 效应关系。临床典型的病例有毒蕈中毒引起的肝坏死、四环素引起的妊娠妇女急性脂肪肝、对乙酰氨基酚过量引起的急性肝坏死。特异性药物反应是否发生严重肝损害常无法预测，亦无明显的剂量 - 效应关系。

药物性肝炎诊断标准不一，国内目前的标准：①给予药物后，大多数在 1～4 周出现肝损害的表现（睾酮类激素除外）；②初发症状可能有发热、皮疹、瘙痒等过敏表现；③周围血液内嗜酸性细胞＞6%；④有肝内胆汁淤积或肝实质细胞损害的病理和临床征象；⑤巨噬细胞或淋巴母细胞转化试验阳性；⑥各种病毒性肝炎血清标志物阴性；⑦偶然再次给药又发生肝损害。具备上述第一条，再加上其中任何两条均可考虑为药物性肝炎。国外的诊断标准：1993 年 Danan 等修订的"药物性肝损害因果关系评价表（RUCAM 简化评分系统）"及 1997 年 Maria 等制订的"药物性肝损害评分系统（CDS）"。RUCAM 评分系统：①药物治疗与症状出现的时间关系；②病程特点；③危险因素；④伴随用药；⑤除外其他非药物因素；⑥药物肝毒性的已知情况；⑦再用药反应。诊断标准：＞ 8 分，高度可能；6 ～ 8 分，可能性大；3 ～ 5 分，可能；1 ～ 2 分，不太可能；≤ 0 分，可除外，其最高得分为 13 分。CDS 评分系统记分：①药物治疗与症状出现的时间关系；②除外其他病因；③肝外症状；④再用药反应；⑤所用药物肝损害报告。诊断标准：＞ 17 分，确定；14 ～ 17 分，可能性大；10 ～ 13 分，有可能；6 ～ 9 分，可能性小；＜ 6 分，可除外，其最高得分为 20 分。

药物性肝衰竭的临床表现类似于其他病因的肝衰竭，急性药物性肝衰竭时并发肝性脑病多见。临床表现主要有：①全身症状和消化道症状非常严重；②黄疸进行性加深，以肝细胞性黄疸为主；③出血倾向明显；④其他还有感染、肝性脑病等表现。

停止肝损害药物是处理药物性肝衰竭的首要措施，其次配合其他肝衰竭治疗手段。

10. 酒精性肝炎及其肝衰竭的发病特点是什么？

酒精性肝病（ALD）是由大量饮酒所致的肝脏疾病，初期通常表现为肝细胞内的脂肪沉积，进而可发展成酒精性肝炎、酒精性肝纤维化和酒精性肝硬化。在严重酗酒时或其他因素的作用下可诱发广泛肝细胞坏死，导致重症酒精性肝炎（SAH），目前国际惯例特指 MDF 评分 ≥ 32 分的患者。我国肝炎目前以病毒性肝炎，特别是乙型病毒性肝炎为主，但是 ALD 在欧美国家比较常见，是导致欧美国家肝炎发病的最主要病因。随着经济的迅速发展、人民生活水平的提高和社交圈的扩大、生活方式的改变，饮食习惯及饮食结构的变化，在我国由饮酒导致的肝病发生率呈明显上升的趋势。我中心对本院近 10 年肝衰竭的研究调查显示酒精性肝衰竭的发病率也在逐步提高，在 2003 年占 0.3%，在 2012 年占 9.9%。

人体摄入的酒精 90% 以上在肝脏代谢，酒精对肝脏有明显的毒性作用。酒精性肝病患者戒酒是最主要和最基本的措施，戒酒治疗包括行为干预和药物干预。对于被动饮酒和酒精依赖较轻者，应该在充分告知、认识过量饮酒危害的基础上，通过亲友的帮助及心理辅导、纠正不良的生活行为而彻底戒酒。营养不良可加重酒精性肝病患者的发病率和病死率。欧洲临床营养与新陈代谢协会（ESPEN）推荐的肠内或肠外营养支持可改善肝功能、心理状态，提高总生存率。营养支持也可减少肝移植后并发症的发生。药物治疗的措施主要是针对疾病的严重程度，MDF ＜ 32 分的患者，如果未进行治疗，28 天病死率仅为 10%，但是 MDF ≥ 32 分的患者未治疗，病死率高达 30% ～ 60%。激素治疗重症酒精性肝病患者目前仍存在争议，多数研究认为激素治疗可提高重症酒精性肝病短期生存率,但是部分研究结果认为无明显疗效;目前我国及欧美国家均把激素治疗作为重症 ALD 患者的一线治疗,我国的《酒精性肝病诊疗指南》也支持应用激素治疗,但国内的大样本前瞻性随机对照研究未见明确报道。

11. 自身免疫性肝炎及其肝衰竭的发病特点是什么?

自身免疫性肝炎(autoimmune hepatitis, AIH)目前在我国发现越来越多,它是机体免疫系统对自身肝细胞抗原成分失耐受,产生自身抗体及自身反应性 T 细胞所致的一种急、慢性肝病,好发于女性,男女之比为 1:4。AIH 多隐匿起病,病情呈慢性过程,以慢性活动性肝炎居多,在诱发因素下个别患者可发展为慢加急性肝衰竭或慢性肝衰竭。其中少数患者因强烈的免疫损害而出现急性、亚急性肝衰竭。

自身免疫性肝炎诱发的急性肝衰竭在人群中的发病率尚无确切资料。在自身免疫性肝炎患者中,自身免疫性急性肝衰竭总体发生率为 2%~8%,不同国家、地区及不同人群的发生率有所不同。在儿童急性肝衰竭中,约有 21% 的患儿未进行自身抗体检测,从而忽视自身免疫性肝衰竭的可能。而部分成人患者由于临床表现不典型而被错误分入不明原因急性肝衰竭中,因此,实际发生率可能比目前报道的要多。

经典自身免疫性肝炎的诊断目前主要参考国际自身免疫性肝炎小组的 IAIHG 诊断评分系统,包括组织学(病理资料)、实验室指标、人口学等资料,根据相应指标打分评价,这些标准的重点是为了与其他原因所致肝病鉴别。有些患者根据自身抗体阳性或其他临床线索如女性、高球蛋白血症等疑似存在自身免疫可能,但即使有人口学、实验室依据,自身免疫性急性肝衰竭的诊断也仍然不能肯定,因为自身抗体并非特异性,而组织学检查又难以获得,因此其诊断在临床上有一定困难。

多数急性自身免疫性肝炎患者发病初期病情并不严重,但由于没有及时确诊及治疗,病情进展发生肝衰竭,因此,急性自身免疫性肝炎患者应当早期进行肝穿活检,尽早准确评估病情并及时予以激素治疗,这对改善预后、避免肝移植非常必要。肝移植是自身免疫性肝炎急性肝衰竭的有效治疗手段,由于肝移植术后自身免疫性肝炎可以复发,故术后肝活检有助于及时发现并决定是否应用激素治疗。

12. 非嗜肝病毒感染性肝炎及其肝衰竭的发病特点是什么?

非嗜肝病毒包括巨细胞病毒、EB 病毒、单纯疱疹病毒(1、2 型)、疱疹病毒 6 型、副流感病毒、副黏液病毒、微小病毒 B_{19}、腺病毒、柯萨奇病毒、带状疱疹病毒、黄热病病毒、登革热病毒等,被上述病毒感染的患者在临床虽然少见，但仍有一定比例的发生。由于非嗜肝病毒的检测一般不作为常规检测，所以此类患者往往在诊断上难度大，易造成诊断的延误，从而延误治疗。下面仅以巨细胞病毒感染为例介绍。

人巨细胞病毒（CMV）感染在我国流行广泛，婴幼儿及老年人或因手术、肿瘤、应用糖皮质激素等导致机体免疫力低下时易受侵害，健康成年人 CMV 感染通常无症状。成年人巨细胞病毒性肝炎临床表现多样，主要为急性起病，有不同程度的发热，持续时间为 5～20 天，可有畏寒、头痛、干咳、咽痛等伴随症状；乏力多见，但程度较轻，食欲缺乏、恶心、呕吐、腹胀等消化道症状不明显，少部分可见皮肤瘙痒、灰白便。体征主要表现为皮肤巩膜黄染、肝脾大、淋巴结大、皮疹。临床分型以急性无黄疸型肝炎为主（43.10%），其次为急性黄疸型肝炎（37.07%），少数为慢性肝炎（13.79%），严重者可发生肝衰竭（6.03%），肝衰竭预后极差。

成人巨细胞病毒性肝炎在临床上不易与其他非嗜肝病毒性肝炎鉴别，需结合血清生化学、病毒标志物及肝脏组织病理改变来诊断。生化学指标以肝酶（ALT、AST）增高为主，GGT 及 LDH 亦有明显异常，黄疸型肝炎胆红素及胆汁酸升高明显。病原学诊断目前主要依据抗 -CMV-IgM、CMV PP65 及 CMV DNA。抗 -CMV-IgM 抗体阳性是 CMV 正处于感染的主要标志。此外，肝穿刺活检对成年人巨细胞病毒性肝炎的诊断及分型具有意义。总之，既往健康成年人出现发热、肝脾大、淋巴结肿大、肝功能异常时，需考虑 CWV 感染，以便早期诊断，早期治疗。一旦确诊宜尽早采用抗病毒及肝衰竭综合治疗。

13. 不明原因肝衰竭的发病特点是什么？

全球肝衰竭的病因谱存在着地域的差异，临床上引起肝衰竭的病因很多，目前临床上将应用现代常规检测技术，如 PCR、抗原抗体检测、生化检测等，排除了常见病毒感染及常见病因外，部分仍不能明确病因的肝衰竭称不明原因肝衰竭或隐源性肝衰竭。

国外很多国家不明原因肝衰竭占相当比例，有的高达 32.8%。我中心统计本院 2002～2012 年 10 年收治的肝衰竭患者中，不明原因肝衰竭占 9.47%，特别是在急性、亚急性肝衰竭中，不明原因肝衰发病逐渐增多。

目前的研究发现不明原因肝衰竭可能的病因包括罕见的病毒感染，如单纯疱疹病毒、水痘带状疱疹病毒、细小病毒 B19、隐匿 HBV 感染、特殊类型自身免疫性肝炎肝衰竭、罕见寄生虫感染、环境毒物因素等，诊断极为困难。

关于不明原因肝衰竭患者的治疗，目前缺乏特异性治疗。

肝衰竭的转归与病因密切相关，目前认为自身免疫性肝炎肝衰竭及不明原因肝衰竭生存率较低，不到 25%。我中心统计的本院收治的 326 例不明原因肝衰竭患者中，总的治愈好转率仅为 26.07%。

14. 常见的肝脏血管性疾病引起的肝衰竭有哪些？其发病特点是什么？

常见引起肝衰竭的血管性疾病包括 Budd-Chiari 综合征（BCS）、肝小静脉闭塞病（VOD）或肝窦阻塞综合征（SOS）等。

（1）Budd-Chiari 综合征（BCS）：即布 - 加综合征，以肝脏小叶下静脉以上、右心房入口处以下肝静脉和肝段下腔静脉任何部位的阻塞为基本病变特点，出现肝脏淤血、出血、坏死、纤维化等病理变化，最终导致窦后性门脉高压症的一组临床症候群。其病因可能与血栓形成、下腔静脉膜形成或狭窄、血管外压迫、血管腔内赘生物的脱落有关。女性多发。阻塞部位不同，临床表现不同。急性型表现为暴发性肝衰竭；亚急性型以腹水为基本特征；慢性者临床症状多不明显，只能在特殊检查或尸检时发现。布 - 加综合征首选介入手术治疗，创伤小，效果好。作为手术前的支持疗法，内科治疗可以改善患者全身情况，减少手术死亡率，有利于患者术后康复。

（2）肝窦阻塞综合征（SOS），曾称为肝小静脉闭塞征（VOD）（本文简称为 SOS/VOD），是肝小叶中央静脉和小叶下静脉损伤导致管腔狭窄或闭塞而产生的肝内窦后性门静脉高压症，近年来病理比较一致地认为是肝腺泡Ⅲ带的肝窦内皮细胞及肝细胞被毒性代谢产物所侵害。临床多表现为体质量增加、液体潴留和腹水、触痛性肝肿大和黄疸。报道称野百合碱中毒、土三七、细胞毒或免疫抑制剂治疗、造血干细胞移植治疗后、放射治疗等可引起 SOS/VOD。急性期可出现黄疸和腹水，重症患者多死于多脏器功能衰竭。SOS/VOD 的诊断比较困难，如果临床症状典型，应仔细寻找有关的病因，如服用相关的中药史、恶性肿瘤化疗史等。肝静脉和（或）下腔静脉造影对本病的诊断价值有限，肝小静脉闭塞病的诊断主要依赖肝活检，经颈静脉测量肝静脉压力梯度检查。

15. 特殊类型肝衰竭有哪些？其发病特点是什么？

（1）妊娠合并肝衰竭：发病机制涉及致病因子与宿主易感性之间的关系、病毒株的毒力、机体的免疫系统、细胞因子等各种因素。而妊娠期妇女血清蛋白、血糖、糖原储备减少，雌激素显著增加，新陈代谢旺盛使肝脏负担加重，感染病毒后免疫反应过于剧烈，从而造成大量肝细胞坏死、肝功能严重损害。另外，妊娠期胎盘产生的绒毛膜促性腺激素、雌激素、孕激素、泌乳素、皮质激素、甲胎蛋白等均有免疫抑制作用，尤其抑制 T 细胞介导的细胞免疫，故容易诱发 HBV 活动。

　　临床表现为一般肝衰竭，可同时并发产科并发症，包括妊娠期高血压疾病、产后出血（主要原因为宫缩乏力和凝血机制障碍，出血量为 500 ～ 4300ml），严重者可有死胎，甚至危及孕妇生命。

　　需与下列疾病鉴别：妊娠期急性脂肪肝（AFLP），与本病临床症状相似，尤其当病毒标志物均为阴性时，应注意鉴别。AFLP 常见于妊娠晚期及产褥期，而肝衰竭可发生于妊娠各期，以妊娠晚期最多见。AFLP 患者白细胞显著增多，平均为 $30 \times 10^9/ L$ 左右，尿胆红素早期常阴性，但后期可转为阳性。血胆红素轻、中度升高，而肝衰竭为重度升高。AFLP 血尿酸明显升高，并发肾衰竭及消化道出血早，呕血特点为反复、少量，不同于普通肝衰竭的喷射性呕血。AFLP 最终确诊仍依赖于肝穿刺，肝组织学检查无肝衰竭常见的大块坏死和桥接坏死，多见气球样细胞及微囊泡样脂滴。鉴别诊断还可借助 B 超、CT 和 MRI 检查，AFLP 患者 B 超检查呈现肝实质内形成细密回声，典型时呈强回声的亮肝，CT 检查示肝脏密度低于脾脏密度的 50% 左右，而重型肝炎 B 超检查大多示肝萎缩、脾大伴腹水症。

　　HELLP 综合征（hemolysis, elevated liver enzymes and low platelets syndrome）是妊娠期另一特发性疾病，妊娠合并肝衰竭时常合并妊娠期高血压疾病，其特点是以水肿为主要表现，而高血压和蛋白尿程度相对较轻，黄疸为肝细胞性，以直接胆红素升高为主，而 HELLP 综合征大多存在严重的高血压和蛋白尿，黄疸为溶血性，以间接胆红素升高为主，血小板明显减少，网织红细胞升高。

　　肝衰竭妊娠早期患者应在积极治疗情况下，待病情稳定后可施行人工流产术。肝衰竭妊娠中期患者以保肝治疗为主，而不宜贸然行引产术，但经积极治疗病情无好转者于支持治疗后可引产。肝衰竭妊娠晚期患者，根据患者病情和胎儿情况，应适时选择终止妊娠。终止妊娠需要病情进展势头减缓，相对稳定，特别是要求凝血功能达到能耐受手术的水平。

　　（2）肝衰竭合并糖尿病：肝衰竭患者，特别是肝硬化患者同时存在糖尿病者较为常见，一般表现为三种形式，即肝病导致糖代谢紊乱和糖尿病、糖尿病本身或治疗药物引起肝损伤、糖尿病并发肝病。肝衰竭合并糖尿病以 2 型糖尿病为主，患者病情较为危重。目前该病发病机制尚未清楚，可能因重型肝炎肝细胞损害严重，肝功能明显异常，葡萄糖激酶和糖原合成酶的活性降低，影响葡萄糖的磷酸化和糖原合成，导致血中葡萄糖浓度升高。糖尿病症状往往被肝病症状所掩盖，大多数患者无典型的"三多一少"症状，偶有多尿、口渴等症状，其发生及严重程度与肝损害程度成正比，以餐后血糖升高为主，多数患者空腹血糖正常或轻度升高，血管及神经方面的糖尿病并发症少见，极少发生酮症酸中毒等急性并发症，但高血糖会导致患者内脏淤血、门静脉压力增高，增加内脏出血的概率。

肝衰竭并发肝源性糖尿病的诊断标准符合以下几点：①肝病发生在糖尿病之前或同时发生；②排除原发性糖尿病，尤其是 2 型糖尿病，以及垂体、肾上腺、甲状腺等疾病所引起的继发性糖尿病；③有肝衰竭的临床表现及生化检查异常；④血糖高，符合美国糖尿病协会（ADA）的糖尿病诊断标准：空腹血糖 ≥ 7.0mmol/L，餐后 2 小时血糖 ≥ 11.1mmol/L；⑤排除利尿药、糖皮质激素、降压药、避孕药等药物引起的糖代谢紊乱；⑥胰岛素释放试验显示空腹血浆胰岛素水平偏高，餐后胰岛素反应不良或反应延迟，血清 C 肽释放试验一般正常或下降，C 肽与胰岛素的比值明显减少；⑦血糖和糖耐量的好转或恶化与肝功能的改变相关。

（3）肝衰竭合并甲状腺功能亢进症：病程中同时存在肝衰竭、甲状腺功能亢进（甲亢）两种相对独立的疾病，甲亢的发生是由多种原因引起血中甲状腺素过多所致，各种精神刺激造成神经系统功能紊乱是发生甲亢的重要因素。本病是自身免疫性疾病，但其发病机制尚未完全阐明。甲亢患者由于机体代谢较旺盛，可能出现器官功能变化，如肝功能或肝酶学指标的改变。抗甲状腺药物（ATD）如丙硫氧嘧啶（PTU）、甲巯咪唑（MMI，他巴唑）可加重肝损害甚至出现肝衰竭，放射碘治疗也有导致肝损害的病例报道。临床诊断符合肝衰竭临床表现，伴有甲亢表现。

如明确或高度怀疑为抗甲状腺药物导致肝损害时，需停用该药物，采用其他方式治疗。肝衰竭患者合并甲亢甚至甲状腺危象时，死亡率更高，整体预后差，条件许可时应在重症监护条件下进行积极救治。

（朱　冰　柳芳芳）

第 2 章

肝衰竭的实验室指标解读

1. 有哪些实验室指标对肝衰竭患者具有重要意义？

肝衰竭是多种因素引起的严重肝脏损害，导致其合成、解毒、排泄和生物转化等功能发生严重障碍或失代偿，出现以凝血功能障碍、黄疸、肝性脑病、腹水等为主要表现的一组临床综合征。肝功能指标（如总胆红素、直接胆红素、间接胆红素、胆红素上升速度、谷丙转氨酶、谷草转氨酶、白蛋白、总胆汁酸、总胆固醇、胆碱酯酶等）、凝血功能指标（如凝血酶原时间、凝血酶原活动度、活化部分凝血活酶时间、国际标准化比值等）、病因学指标（如乙肝血清学标志物、乙肝病毒载量、丙肝血清学标志物、丙肝病毒载量、甲肝血清学标志物、戊肝血清学标志物、自身免疫性抗体、铜代谢、铁代谢等）、其他指标（如甲胎蛋白、血氨、血肌酐、血清钠离子浓度等）是诊断肝衰竭、判断肝衰竭严重程度、预测肝衰竭预后的重要实验室指标。

2. 什么是黄疸？有了黄疸就是肝衰竭吗？

黄疸是肝病患者常见的症状之一，是由于体内胆红素代谢障碍，而引起的血清内胆红素浓度升高。主要表现为巩膜、黏膜、皮肤及其他组织成黄色。因巩膜含有较多的弹性硬蛋白，与胆红素有较强的亲和力，故黄疸患者巩膜黄染常先于其他部位而首先被察觉。当血清总胆红素在 $17.1 \sim 34.2\,\mu mol/L$ 水平，而肉眼看不出黄疸时，称隐性黄疸或亚临床黄疸；当血清总胆红素浓度超过 $34.2\,\mu mol/L$ 时，临床上即可发现黄疸，也称为显性黄疸。黄疸增高是诊断肝衰竭的重要标准之一，但还需结合临床表现及其他重要实验室指标才可以做出诊断，因此有了黄疸不一定就是肝衰竭。

3. 反映黄疸的指标有几个？其意义如何？

反映黄疸的实验室指标有三个，即总胆红素、直接胆红素、间接胆红素。

总胆红素是直接胆红素和间接胆红素两者的总和。间接胆红素主要是由红细胞破坏而来，由于未在肝脏内经过葡糖醛酸化，不能用凡登伯定性试验呈直接反应，因此称为间接胆红素。间接胆红素经过肝脏代谢又可变为直接胆红素，随胆汁排入胆道，最后经大便排出。以间接胆红素升高为主常见于溶血性疾病、新生儿黄疸、遗传代谢性肝病等。肝炎、肝硬化、肝衰竭患者的间接胆红素也可以升高。直接胆红素又称结合胆红素，未结合胆红素在肝细胞内转化，与葡糖醛酸结合形成结合胆红素，结合胆红素用凡登伯定性试验呈直接反应，因此将这种胆红素称为直接胆红素。血清直接胆红素的升高，说明肝细胞处理胆红素发生障碍，或者处理后胆红素从胆道排泄发生障碍。肝炎、肝硬化、肝衰竭患者的直接胆红素均可以升高。总胆红素正常值：3.4～17.1μmol/L。直接胆红素正常值：0～6.8μmol/L。间接胆红素正常值：1.7～10.2μmol/L。当发生肝衰竭时，肝细胞大量坏死、肝脏处理胆红素代谢功能急剧下降，此时，总胆红素、直接胆红素、间接胆红素均明显升高，是诊断肝衰竭的一项重要指标。

4. 如何明确黄疸在一段时间内的变化程度？

每次化验的胆红素数值，反映的是患者一个瞬时的指标，监测患者一段时间内黄疸变化则需要测定至少两个时间点的胆红素数值。两个时间点的胆红素数值之差除以两个时间点天数之差，可以得出该患者每日黄疸上升的速度，即每天总胆红素较前一日上升的幅度，如果总胆红素每日上升≥17.1μmol/L，对诊断肝衰竭具有重要意义。

5. 转氨酶增高就是肝衰竭吗？

反映肝脏功能的转氨酶主要包括谷丙转氨酶（ALT）和谷草转氨酶（AST）。ALT主要存在于肝细胞细胞质中，血清水平升高表示该酶由损伤的肝细胞渗漏，细胞膜的轻微损伤即有明显升高，可以灵敏反映炎症活动性，ALT正常值为0～40U/L。AST主要存在于肝细胞线粒体内，AST/ALT值约为0.6，当肝细胞损伤较重时，可出现AST血清水平升高，AST正常值为0～40U/L。当发生肝衰竭时，肝细胞线粒体同时遭到破坏，AST/ALT值明显升高。但肝衰竭时往往肝细胞破坏严重，转氨酶可能出现进行性耗竭，此时转氨酶高低并不能准确反映肝脏炎症坏死水平，因此并不是转氨酶增高就一定发生了肝衰竭。

6. 什么是胆酶分离？

当发生肝衰竭时，一度上升的ALT等转氨酶，在黄疸加深的同时，转氨酶的水平反而降低，即为胆酶分离现象。胆酶分离通常是指在肝脏炎症迅速进展过程中，由于肝细胞的大量坏死，对胆红素的处理能力进行性下降，因此出现胆红素上升；同时 ALT 等转氨酶由于已经维持相当长时间的高水平，肝细胞坏死后出现进行性耗竭，反而出现 ALT 等转氨酶下降，多提示病情急剧加重，也是肝衰竭时较为特异的实验室指标变化之一。

7. 白蛋白与肝衰竭有什么关系？

白蛋白是由肝脏合成的一种重要物质，主要起维持人体生理功能的作用，也是反映肝脏合成能力的一项重要指标。白蛋白正常值：35 ～ 55g/L。白蛋白降低常见于体内合成量减少、消耗量增多。当出现严重肝损害时，作为生产白蛋白的"工厂"，肝脏的合成功能急剧下降，因此人体会出现低蛋白血症，并出现双下肢水肿、颜面部水肿、尿量减少等症状，当发生肝衰竭时，肝细胞大量坏死，肝脏功能受到极大打击，因此发生低蛋白血症的概率较高，这也是肝衰竭患者常常需要补充人血白蛋白的重要原因之一。

8. 胆汁酸与肝衰竭有什么关系？

胆汁酸是胆固醇在肝脏中分解代谢的产物，主要作用于脂肪的消化吸收。胆汁酸在人体内可重复利用，因此正常人血中的胆汁酸浓度很低。胆汁酸的生成和代谢与肝脏有十分密切的关系，一旦当肝细胞发生病变，血清胆汁酸很容易升高。

例如，当肝细胞损害或肝内、外阻塞时，当发生急慢性肝炎、肝硬化时，总胆汁酸都会升高。此外，胆汁酸还随黄疸的增加而增加，与病情的轻重有一定关系。总胆汁酸正常值：0 ～ 10μmol/L。当发生肝衰竭时，肝脏细胞大量坏死、肝脏功能急剧下降，此时总胆汁酸可明显上升，有研究发现肝衰竭患者总胆汁酸水平越高，患者的死亡率也就越高。

9. 总胆固醇与肝衰竭有什么关系？

总胆固醇是指血液中所有脂蛋白所含胆固醇之总和，包括游离胆固醇和胆固醇酯。肝脏是合成和储存总胆固醇的主要器官。总胆固醇水平主要取决于遗传因素和生活方式。胆固醇在体内发挥重要作用，是合成肾上腺皮质激素、性激素、胆汁酸、维生素 D 等生理活性物质的重要原料，也是构成细胞膜的主要成分。总胆固醇正常值：2.8 ～ 5.2mmol/L。肝细胞受损时胆固醇的酯化发生障碍，血中胆固醇减少，因此，当发生肝衰竭时，总胆固醇水平是明显下降的，并且与肝衰竭的严重程度及预后存在一定的相关性，往往总胆固醇越低，患者的病情越重、死亡率也就越高。

10. 胆碱酯酶与肝衰竭有什么关系?

人体内存在两种胆碱酯酶,真性胆碱酯酶储存于红细胞及中枢神经系统的灰质中,与神经、肌肉功能相关。假性胆碱酯酶广泛存在于肝脏当中,是反映肝脏储备、合成能力的重要指标之一。假性胆碱酯酶正常值:5000 ～ 12 000U/L。当发生肝衰竭时,患者肝脏功能急剧下降,假性胆碱酯酶水平明显降低,且多呈持久性降低。

11. 凝血化验各项指标有什么意义?

凝血因子是反映人体凝血功能的重要指标之一,体内众多凝血因子是由肝脏合成的,当发生肝衰竭时,人体的凝血因子明显减少,会出现凝血功能异常的表现。临床中一般运用凝血酶原时间(PT)、凝血酶原活动度(PTA)、活化部分凝血活酶时间(APTT)、国际标准化比值(INR)等指标判断肝衰竭患者的凝血功能,其中 PT 反映人体外源性凝血途径功能,APTT 反映人体内源性凝血途径功能,而 PTA、INR 均是由 PT 计算而产生。PT 正常值为 10.2 ～ 14.3 秒,PTA 正常值为 65% ～ 135%,APTT 正常值为 23 ～ 42 秒,INR 正常值为 0.8 ～ 1.2。当发生肝衰竭时,会出现 PT、APTT 明显延长,PTA 明显下降,INR 明显增高的情况。此外,PTA、INR 还是判定肝衰竭分期和预后的重要指标。

12. 乙型肝炎肝衰竭需做哪些检测?

乙型肝炎(乙肝)肝衰竭患者是由于感染乙肝病毒所导致的,需要检测体内乙肝血清学标志物和乙肝病毒量才能明确病因。乙肝两对半是目前医院最常用的乙肝病毒感染检测血清标志物,两对半检查项目包括乙肝表面抗原、乙肝表面抗体、乙肝 e 抗原、乙肝 e 抗体、乙肝核心抗体。因为核心抗原的检测方法较复杂,临床上通常不做,所以在乙肝五项检查中,前四项是两对,核心抗体是半对,因此被俗称为"乙肝两对半"。如果需要明确患者体内乙肝病毒量,要进行 HBV-DNA 定量检测,HBV-DNA 是 HBV 感染最直接、特异性强和灵敏性高的指标,HBV-DNA 阳性,提示 HBV 复制,并有传染性。HBV-DNA 指数越高,表示病毒复制越活跃,传染性越强。

13. 丙型肝炎肝衰竭需做哪些检测?

丙型肝炎肝衰竭是由于感染丙肝病毒所导致的,需要检测体内丙肝血清学标志物和丙肝病毒量才能明确病因。人体感染丙肝病毒后会产生丙肝抗体(抗 -HCV),但抗 -HCV 不是保护性抗体,不能中和体内的丙肝病毒,化验出抗 -HCV 阳性,即考虑可能存在丙肝病毒感染。如果需要明确患者体内丙肝病毒（HCV）量，则要进行 HCV-RNA 定量检测，HCV-RNA 是 HCV 感染最直接的指标，HCV-RNA 阳性，提示 HCV 复制，并有传染性，HCV-RNA 还可以进行分型检测，我国一般以 1b 型和 2a 型为主，HCV-RNA 分型对患者治疗、预后均有一定的影响作用。

14. 甲型肝炎肝衰竭需做哪些检测？

甲型肝炎肝衰竭是由于人体感染甲肝病毒所导致的，需要检测体内甲肝血清学标志物才能明确病因。此型肝衰竭需要检测是否存在甲肝病毒（HAV）感染，如果出现以下检测结果，可确诊为 HAV 感染：①抗 -HAV IgM 阳性；②抗 -HAV IgG 急性期阴性，恢复期阳性；③粪便中检测出 HAV 颗粒或 HAV 抗原或 HAV-RNA。

15. 戊型肝炎肝衰竭需做哪些检测？

戊型肝炎肝衰竭是由于人体感染戊肝病毒所导致的，需要检测体内戊肝血清学标志物才能明确病因。此型肝衰竭需要检测是否存在戊肝病毒（HEV）感染，抗 -HEV IgM 阳性、抗 -HEV IgG 阳性均代表患者近期感染了 HEV，如果从粪便中检测出 HEV 核酸，也代表患者存在 HEV 感染。

16. 自身免疫性肝衰竭需做哪些检测？

免疫系统是人类一种重要的防御机制，可以抵御细菌、病毒、真菌等外界因素的入侵，如果免疫系统不能识别自身细胞、组织、器官，则会产生攻击自身的抗体，即可发生自身免疫性疾病，当自身免疫系统紊乱导致肝脏出现病变时，即发生自身免疫性肝病。自身免疫性肝衰竭是在自身免疫性肝病基础上发生的，诊断自身免疫性肝衰竭，需要检测人体内的自身抗体。如检测抗核抗体、抗平滑肌抗体、抗肝肾微粒体抗体等可有助于诊断自身免疫性肝炎，检测抗线粒体抗体、抗线粒体抗体 M2 亚型等可有助于诊断原发性胆汁性肝硬化；检测抗中性粒细胞胞质抗体等可有助于协助诊断原发性硬化性胆管炎。

17. 铜代谢异常与肝衰竭有什么关系？

铜是人体内一种必需的微量元素，参与人体发育、合成、代谢等过程。当人体发生铜代谢异常，超出机体需要时，铜可以在肝脏、豆状核等部位沉积，出现肝豆状核变性，甚至发生铜代谢异常相关的肝衰竭。当怀疑存在铜代谢异常相关肝衰竭时，需要检测铜代谢相关指标，包括血清铜、铜蓝蛋白、尿铜等。血清铜正常值：男性为 $10.99 \sim 21.98\,\mu mol/L$，女性为 $12.56 \sim 24.34\,\mu mol/L$。

铜蓝蛋白正常值：新生儿为 10～300mg/L，6 个月至 1 岁：150～500mg/L，1～12 岁为 300～650mg/L，>12 岁为 150～600mg/L。尿铜正常值：6～40μg/24h。当铜蓝蛋白明显降低、尿铜明显增加并存在肝衰竭表现时，需要考虑存在肝豆状核变性导致肝衰竭的可能。

18. 铁代谢异常与肝衰竭有什么关系？

铁是人体内一种微量元素，是血红蛋白的重要组成成分，是血液中输送氧与交换氧的重要元素，铁缺乏会导致贫血等疾病。铁是人体肌肉的主要组分，与肌肉力量密切相关。此外铁还参与体内众多氧化还原反应，是人体完成正常生理活动不可缺少的物质之一。当体内铁元素含量过多，储存于肝脏、心脏和胰腺等部位，导致组织器官退行性变和弥漫性纤维化、代谢和功能失常，可出现血色病，甚至发生铁代谢异常相关的肝衰竭。当怀疑存在铁代谢异常相关肝衰竭时，需要检测血清铁、铁蛋白、总铁结合力、转铁蛋白饱和度、转铁蛋白等指标。血清铁正常值：成年男性为 11.0～30.0μmol/L，成年女性为 9.0～27.0μmol/L，儿童为 9.0～32.2μmol/L，老年人为 7.2～14.4μmol/L。铁蛋白正常值：男性为 80～130μg/L，女性为 35～55μg/L。总铁结合力正常值：男性为 50～77μmol/L，女性为 54～77μmol/L。转铁蛋白饱和度正常值：20%～55%。转铁蛋白正常值：成年人为 2.20～4.0g/L，>60 岁为 1.80～3.8g/L。当血清铁、转铁蛋白饱和度、铁蛋白均明显增加并存在肝衰竭表现时，需要考虑存在血色病导致肝衰竭的可能。

19. 甲胎蛋白与肝衰竭有什么关系？

甲胎蛋白是一种糖蛋白，英文缩写为 AFP。它是胚胎时期血液里含有的一种特殊蛋白质，只有在胎儿的肝细胞中才能合成，尤其在妊娠 16～20 周时，胎儿的这种蛋白质含量最高，以后逐渐减少，待出生以后一周完全消失。由于它只存在于胎儿的血液中，所以全名为甲种胎儿蛋白。正常成年人的肝细胞失去合成甲胎蛋白的能力，因此血清中含量极微。原发性肝癌可以导致甲胎蛋白明显增高，此外，肝硬化、肝损伤、生殖畸胎瘤、妇科肿瘤、胃肠道肿瘤、孕妇等人群也可以出现不同程度的升高。甲胎蛋白正常值：0～20μg/L。不少研究发现，当发生肝衰竭时，甲胎蛋白升高不仅反映肝脏的炎症及坏死程度，还反映肝脏再生状态，如果患者在治疗过程中甲胎蛋白一直处于较高水平，提示可能会获得较好的临床预后。

20. 血氨与肝衰竭有什么关系?

人体每天摄入的蛋白,在肠道中经消化分解可产生一定量的氨类。氨系有毒物质,但经肝脏尿素合成酶作用后合成尿素而解除毒性。此过程所需尿素合成酶中含有生物素成分,如体内生物素不足,酶活性下降,氨便不能顺利代谢,则可引起高氨血症。血氨正常值:0 ～ 30μmol/L。当发生肝衰竭时,尿素合成酶活性下降,氨不能顺利代谢,产生高氨血症,甚至诱发肝性脑病。因此血氨是反映肝脏解毒、合成等功能的一项重要指标,在肝衰竭的诊疗过程中具有重要意义。

21. 血肌酐与肝衰竭有什么关系?

血肌酐是人体肌肉代谢的产物,释放到血液中,最终随尿液排泄。肌酐是小分子物质,可通过肾脏滤过,每日体内产生的肌酐,几乎全部随尿排出,一般不受尿量影响。血肌酐是反映肾功能的重要指标,血肌酐升高意味着肾功能发生损害。血肌酐正常值:男性为 53 ～ 106μmol/L,女性为 44 ～ 97μmol/L,小儿为 24.9 ～ 69.7μmol/L。当患者发生肝衰竭时,由于有效循环血量不足、体内血管扩张、激素水平变化、合并感染等原因,可以导致血肌酐上升,出现急性肾损伤,甚至出现肾衰竭、肝肾综合征,该指标也是判定肝衰竭患者疾病严重程度及预后的重要指标。

22. 血清钠离子与肝衰竭有什么关系?

血清钠离子是指血清中钠离子的浓度。钠离子是细胞外液中最多的阳离子,对保持细胞外液容量、调节酸碱平衡、维持正常渗透压、行使细胞生理功能具有重要意义。血清钠离子正常值:135 ～ 145mmol/L。发生肝衰竭时,一部分患者可能出现血清钠离子降低,当低于 135mmol/L 时,即为低钠血症,血清钠离子浓度也是判定肝衰竭预后的重要指标。

（李　晨）

第 3 章

肝衰竭的辅助检查

1. 患者入院一般要进行哪些影像学方面的检查？

肝衰竭是由多种病因导致肝功能障碍的一组临床综合征。诊断除了依赖于病史、患者的症状体征及实验室检查，影像学检查作为一种无创性的检查，对于病情的诊断及治疗疗效的评估也非常重要。随着现代影像技术的发展，影像学在肝衰竭诊治中的作用越来越重要。常用的检查方法有超声、计算机断层扫描（CT）、磁共振成像（MRI），还有近些年快速发展起来的肝脏弹性检查（FibroScan）等。

2. 肝脏超声检查的必要性有哪些？

超声检查是肝胆系统最基本的影像学检查，也是最容易进行的一项无创性检查，可以对肝脏、脾脏的大致形态、回声、有无占位、有无结节，以及胆囊内有无结石、息肉、肿瘤或炎症，腹腔内有无积液等进行初步判断。肝脏的血管超声检查还有利于发现门静脉、肝静脉的病变，从而为临床医生判段是否需要做更进一步的影像学检查提供帮助。重症肝病的患者入院后因为不适宜挪动，可能也会进行床旁超声检查，有助于初步判断肝脏的情况，还有利于进行腹腔穿刺点的定位。

3. 肝脏超声检查是彩超好还是普通的 B 超好？

超声检查主要应用的是超声波良好的指向性和反射性，经过一系列的信号处理转化为图像，这样医生就可以根据不同组织器官的图像进行诊断。超声检查安全便捷，费用低廉，最容易为患者接受，是肝脏影像学检查的首选方法之一。随着技术的进步，超声检查由原来的一维图像（A 超）发展到二维图像（B 超），再到可以呈现红蓝两色的彩色 B 超，以及能观察到三维、四维图像的 B 超。三维、四维图像的 B 超是在 B 超的基础上，对所需要检查的部位进行的 3D、4D 重建。

老百姓所说的彩超其实就是在 B 超的功能上多了一个彩色多普勒功能，可以将面向 B 超探头的血流呈现红色，将背向探头的血流呈现蓝色，从而能判断出器官内部血液流动的情况，就是说在黑白图像上看到彩色的血管，这样更有利于对病情的判断。因此现在绝大多数医院的超声仪器都是安装了彩色多普勒的 B 超仪，患者当然还是选择彩超更为恰当。

4. 超声检查既简单，价格又比较低廉，是不是影像学检查仅做超声就可以了？

答案当然是否定的。超声检查毕竟应用的是超声波在不同器官或组织传播的声学差异性进行判断的，可能会有病变过小或声阻抗差不大、很难显示的问题，而且不同仪器清晰度、分辨率不同，腹腔内气体、检查人员的操作技术和经验等都会影响到检查结果。因此，决不能单凭一次的超声检查作为单一确诊的证据，临床医生会根据实验室和超声检查结果判断是否还需要进一步检查，如 CT、MRI 等。

5. 超声检查前需要注意什么？

由于肝胆系统的检查需要保证胆囊充盈，并减少胃肠道内容物的干扰。因此，检查前须禁食 8 小时，也就是说前 1 天晚餐后禁食、第 2 天上午空腹检查能保证比较好的检查效果。另外注意前 1 天晚餐尽量少摄取容易产气的食品，如豆制品、牛奶等，以免产生过多的气体影响超声检查。

6. 超声检查过程中应该注意什么？

请根据超声医生的提示采取仰卧位、左侧或右侧卧位，并把双手上举置于头的两侧，这样可以使肋间隙加宽，更有利于超声探头的置入。在检查过程中配合好医生进行呼吸和屏气的动作，以利于医生更好地采集图像并进行测量。

7. 超声检查应该间隔多长时间复查？

肝衰竭患者在住院期间，医生会根据病情安排复查，出院后也请根据医生的指导进行复查。如果出院后一般病情平稳，可以 1～3 个月做 1 次检查。

8. 什么是 CT 检查？

CT 检查就是利用 X 线球管围绕人体待检层面进行旋转，通过检测透过人体残余的 X 线量，利用计算机将数字信号——电信号进行转换，显示为扫描层面的图像。CT 扫描因为检查时间短、成像速度快、分辨率高，对临床有重要的指导价值。

9. 做肝脏 CT 检查前为什么要禁食？

绝大多数患者为进一步明确病情行肝脏 CT 增强扫描检查，需要静脉推注增强造影剂，这种造影剂可能引起恶心、呕吐，呕吐后的胃内容物会造成误吸甚至窒息。因此，检查前应禁食 4 小时以上，以保证胃的空虚状态。另外，在检查前半小时左右，医生会指导患者口服稀释的阳性对比剂，如泛影葡胺稀释液，使胃、中上腹部的小肠充满造影剂，以利于辨认器官间的毗邻关系，避免与腹部肿块混淆，因此也需要保证胃部的空虚状态。

10. 做肝脏 CT 检查为什么要增强呢？

普通的 CT 平扫对于显示与正常结构有明显天然对比的病变，如结石、钙化等很容易确诊，但如果想要进一步了解病变的性质、循环特征等情况时，增强扫描可明显提高显示率和诊断的确诊率。尤其是想要了解肝脏占位性病变的性质时，就需要静脉推注增强造影剂，提高病变局部与周围组织的对比度，根据造影剂在组织内不同时间的影像学表现，医生就能更容易判断出病变的性质。

11. 做 CT 检查用造影剂有什么危险吗？为什么检查前医生让签署"知情同意书"？

目前的 CT 增强造影剂都含有碘，碘造影剂均有碘过敏反应的可能，因此有碘过敏史或过敏体质的人进行 CT 检查就需要格外注意。如果使用的是离子型碘造影剂，需要进行"碘过敏试验"。目前大多数医院采用的造影剂都是非离子型造影剂，因此过敏反应的概率已经大大降低，并且不需要再进行过敏试验了。但个别高敏体质的患者可能还是会发生过敏反应或是严重的过敏性休克，因此在检查前医生都会向患者交代可能发生的风险，并签署"知情同意书"。

12. 造影剂过敏会有什么样的表现？

过敏反应有轻有重，轻者仅皮肤潮红，出现荨麻疹、头晕、头痛等，中度者有恶心、呕吐、胸闷、气急，重者可以出现喉头水肿、呼吸困难、过敏性休克甚至在极短时间内危及生命。因此，高危人群如既往有碘过敏史或过敏体质的患者，一定要谨慎行此项检查。

13. 出现了造影剂过敏反应怎么办？

一般轻度的过敏反应可能是一过性，不需要特殊处理很快就能好转，但明显过敏反应就需要医生的紧急处理，否则容易造成很严重的后果。因此，如果患者注射造影剂后有任何不适症状，一定要及时通知医护人员，医生会根据患者的过敏情况给予及时的脱敏治疗。

14. 甲状腺功能亢进的患者能做 CT 检查吗？

目前所用的 CT 增强造影剂都含有碘，因此，未能有效控制的甲状腺功能亢进的患者不适宜行此项检查。

15. 如果 CT 碘造影剂过敏，但病情还需要进行类似的检查该怎么办？

可以选择没有碘过敏危险的磁共振成像（MRI）检查，MRI 检查所用的造影剂种类比较多，一般常用的钆类造影剂相对来说更安全。

16. 正在口服二甲双胍的糖尿病患者能进行 CT 增强检查吗？

做增强检查时所应用的造影剂在肾脏代谢，容易造成造影剂相关肾损伤，二甲双胍又是在肾脏代谢以原型排出，造影剂和二甲双胍同时应用，可能会造成二甲双胍的蓄积，引起高乳酸血症或乳酸性酸中毒。因此，正在口服二甲双胍的糖尿病患者应该停药 48 小时以后再做检查，检查后过 48 小时再重新服用药物就比较安全了。

17. 肾功能异常的患者能做 CT 增强检查吗？

CT 增强造影剂需要在肾脏进行代谢，有一些患者检查后可能会出现"造影剂肾病"，因此，肾功能有异常的患者是不适宜进行 CT 增强扫描检查的。

18. 刚刚做完胃肠道造影检查能马上做 CT 检查吗？

胃肠道造影需要口服钡剂，钡剂在 CT 片上会显影，易影响医生对疾病的判断。因此，最好在 CT 检查后再做钡剂检查，一般钡剂的排空需要 24 ～ 48 小时。若在钡剂检查后需要再行 CT 检查，尽量于 48 小时以后进行。若为急于做 CT 检查者，应在给予清洁灌肠或口服缓泻药使钡剂排完后，再行 CT 检查。

19. 在 CT 检查过程中应注意什么？

金属可以在局部形成高密度的伪影，扫描时应去除检查区域内的钥匙、拉链、皮带扣、文胸等金属物品。检查过程中要听从医护人员的指导，保持体位不动，配合检查进行平静呼吸、屏气、不吞口水等，以保证顺次扫描无遗漏区域，并减少移动伪影，以免影响图像的清晰度。但如果出现不适症状或发生异常情况，应及时告知医生。

20.CT 检查有辐射吗？有何禁忌？

CT 检查毕竟会接受一定剂量的 X 线照射，孕妇尤其是妊娠前 3 个月，正是胎儿器官形成的重要时期，X 线照射可能会造成尚未发育定型的细胞组织发生突变，胎儿先天畸形的概率会明显升高。因此，孕妇应禁止进行 X 线或 CT 检查。而且相对来说，CT 检查的辐射剂量确实比普通的 X 线检查要大，不要盲目地追求不必要的高等级影像学检查，但如果因为病情需要，可以在医生的指导下安排进行适当的检查。

21. 为什么现在医院检查只有胸部 X 线片而没有胸透？

对受检者进行胸部 X 线片检查的目的是初步明确有无肺内感染、胸腔积液或占位性病变。普通 X 线片、胸透、CT 检查都有辐射，其中胸透的辐射剂量是最大的，而且对于定位和进一步的性质判定帮助不大，因此现在胸透检查方法基本已经被淘汰了。当前全国各大医院基本都全面采用 DR 设备（数字 X 线摄影），辐射剂量比普通 X 线片又有大幅减少，辐射剂量也在安全范围内，一般情况下不用担心辐射损伤。

22. 在医院放射科进行检查时应该注意什么？

患者进入到医院的放射科进行检查时，就进入到了 X 线的可能辐射区，在这些地方，一般都会有"当心电离辐射"的标志，应该按照医生或技师的安排，进入到固定的房间进行检查，千万不要随意拉开检查室的房门，因为可能有患者正在进行放射检查，拉开经过防辐射处理的房门，就有可能造成 X 线泄露，对其他人员造成不必要的电离辐射。另外还需要注意的是，手机信号会干扰正在工作的机器，造成图像不稳定，影响患者的检查质量，在此区域尽量不要拨打手机。

23. 什么是磁共振成像（MRI）检查，有辐射吗？

将人体放在一个外加磁场内，人体内含量最多、分布最广的基本元素——氢原子核（又名"质子"）规则排列，用特定频率射频脉冲激发，可以产生共振和能量转移，分析测定这些能量变化就可以推算出体内质子分布的特点，所获得的图像就是"磁共振成像"（MRI），也就是老百姓俗称的"核磁检查"。肝脏的 MRI 扫描技术比 CT 复杂，成像原理和 CT、超声也明显不同。但对肝脏占位性病变性质的判断、软组织病变等方面明显优于其他成像手段，而且磁振利用的是强大的磁场，没有辐射的问题，所以不必担心。

24. 为什么行 MRI 检查时身上不能携带金属物品？

金属在 MRI 图像上可形成明显的低信号伪影，使图像模糊，因此体外的异物（如硬币、发卡、胸罩搭扣、皮带扣等）应全部去掉。检查区域有固定不牢的金属（如弹片）或有心脏起搏器、四肢有金属固定的患者原则上也不能做 MRI，避免在检查过程中强大的磁场造成金属移位。因医疗目的置入体内的某些材料、支架等，需向医生咨询其性质，有些也是可以行 MRI 检查的。

25. MRI 增强造影剂会导致过敏吗？

MRI 增强造影剂虽然引起过敏的很少见，但也有过敏甚至休克的病例报道。因此，过敏体质者，应谨慎行此项检查。

26. 行肝脏 MRI 增强检查前要空腹吗？

与 CT 检查前的空腹原因和要求是一样的。

27. 在行 MRI 检查时应注意什么？

MRI 检查时会有高分贝的噪声，有时会出现像大型钻机一样的噪声，而且检查时间较长，受检者应做好心理准备，不要受到惊吓。另外，此项检查对受检者的呼吸、制动要求更高，需要患者屏气一段时间，因此在扫描前要做好相应训练，与医生配合好，放松心情进行检查，以获得高质量的检查图像。

28. 肝脏弹性检查是什么仪器？

肝脏弹性检查是近十几年发展起来的一项新的检查设备，也称 FibroScan，是利用振动控制的瞬时弹性成像技术来评估肝脏的硬度值，单位以千帕（kPa）来表示。弹性数值越大，表示肝组织硬度值越大。同时 FibroScan 还可以利用受控衰减参数理论（CAP）来评估肝组织的脂肪变数值，CAP值越大，表示脂肪变数值越大。因此，可以通过FibroScan检查快速测定肝脏硬度值和脂肪变数值，为医生判断患者肝纤维化和脂肪变的程度提供帮助。

29. 行 FibroScan 检查时要空腹吗？

曾有研究人员对进食是否影响FibroScan检查测定值进行观察，发现影响并不大。但是测定出来的数值会有一定程度的波动。因此，对于处于肝纤维化临界值状态的患者，空腹进行检查能更准确地反映肝脏纤维化程度。而且大多数来医院进行肝脏检查的患者都要空腹行血液生化学及B超检查，所以建议患者也空腹进行FibroScan检查。

30. 既然 FibroScan 检查可以测定出肝脏的硬度值，是不是就不用肝穿刺检查来明确是否有肝硬化或肝纤维化了？

肝穿刺病理检查的确是明确肝脏有无纤维化或肝硬化的金标准，但毕竟这是一项有创检查，还要受到患者本身凝血机制、肝功能、腹水等条件的限制。因此，科研人员一直都在研究是否能有代替肝穿刺的无创肝纤维化检查方法，FibroScan就是在这种环境下研制出来的。它的确在一定程度上可以通过测定肝脏的弹性值来帮助医生判断受检者肝脏的纤维化程度，为肝纤维化的早期诊断、早期治疗和预防提供可能。但同时它也受到患者肝功能、胖瘦程度等因素的影响，所以不能仅仅通过测定值就直接准确地诊断受检者是否有肝纤维化或肝硬化，还需要联合其他生化学、影像学等检查共同作出判断。

31. 肝病患者为什么要做胃镜检查？

肝脏是人体最大的消化器官，患有慢性肝病的患者，往往行胃镜检查会发现比较常见的浅表性胃炎、糜烂性胃炎、萎缩性胃炎、胃十二指肠溃疡等胃部疾病。更为重要的是，肝硬化结节的形成和门静脉高压会引起食管 - 胃底静脉曲张。因此，通过胃镜检查如果发现胃底或食管静脉曲张，可以提示患者有门静脉高压，帮助医生确诊可疑的肝硬化患者。已经确诊的肝硬化患者通过定期的胃镜检查，观察曲张静脉的变化情况也有利于判断患者肝硬化病变的进展情况。曲张的食管 - 胃底静脉一旦破裂往往造成致命的消化道大出血。因此，胃镜检查不仅可以准确地判断食管 - 胃底静脉曲张的程度，还能根据胃镜下表现判断近期出血的风险，医生就可以据此进行出血的预防处理。一旦发生上消化道大出血，可以在急诊胃镜下行血管硬化剂治疗或组织胶栓塞，在最短时间内使静脉喷射状出血即刻停止、血管回缩，从而挽救患者生命。肝衰竭的患者由于病情较重，容易引起消化道应激性溃疡或胃黏膜急性病变，从而引起各种胃部不适症状甚至出血，行胃镜检查可以帮助医生判断患者病情，有利于进一步治疗。因此，肝病患者应遵照医生的建议进行胃镜检查。

32. 胃镜检查比较难受，可否用其他的检查方法代替？

胃镜检查是借助一条纤细、柔软的管子伸入胃中，医生可以直接观察食管、胃和十二指肠病变部位的真实情况，更可通过对可疑病变部位进行病理活检及细胞学检查，以进一步明确诊断。胃镜检查是上消化道病变的首选检查方法。其他如服用钡剂进行消化道造影检查不仅会因不能对病变进行直视甚至取病理活检，遗漏一些微小病变，还会受 X 线辐射。因此，尽管行胃镜检查会感觉明显不适，但目前仍为不可替代的一种检查方法。

33. 胃镜检查前应该做哪些准备？

食物等胃内容物的残留会影响胃镜下观察的视野，进食饮料等溶液会引起胃黏膜颜色的改变，从而影响医生对疾病的判断。而且若食物在胃中残留，行胃镜检查时容易促发恶心、呕吐，造成误吸。因此，如在上午做胃镜检查，在前 1 天晚 8 时前进食少渣易消化的食物以后，就不宜进食物和水了。如果下午做胃镜检查，可当天早 8 时进少量糖水以避免低血糖。如果已做钡剂检查，钡剂可能附于胃肠黏膜上，特别是溃疡病变的部位，使胃镜诊断困难，故必须在检查 3 天后钡剂完全排空时再做胃镜检查。

34. 在胃镜检查过程中应注意什么？

医生会在检查前让受检者口含或喉咙处喷洒一些麻醉药物以减少唾液分泌、减低呕吐反射。检查时请采用左侧卧位，双腿微曲。当医生把胃镜由受检者口中所含的塑胶器伸入时，应全身放松，稍做吞咽动作，使胃镜顺利通过喉咙进入食管。在通过喉咙时会有数秒感觉疼痛、欲吐，这是胃镜检查时较不舒服的时刻，坚持一下很快就能好转。待胃镜顺利通过咽喉部位以后，就不要再做吞咽动作，而应改由鼻子吸气，口中缓缓吐气，以便检查顺利完成。

35. 胃镜检查后应注意什么？

胃镜检查后若没有进行活检最好 2 小时以后进食，活检者至少 2 小时后再进食流质食物或遵照医嘱进食，避免进食凉性食物，以减少对活检部位创伤面的刺激。胃镜检查过程中为使视野清楚医生会对胃进行充气，可能会有受检者检查后胃部不适，1 ～ 2 小时后就会好转。

36. 做吲哚菁绿清除试验检查会对身体有害吗？

由于吲哚菁绿（ICG）进入体内可以迅速和脂蛋白结合，被肝细胞高效快速摄取并能以原型迅速排出体外，不被肝脏以外的组织吸收，因此可以实时评估肝脏功能，帮助医生更准确地判断患者预后，并制订下一步治疗方案。目前，这项检查在国外已经广泛开展。吲哚菁绿这种药物虽然从感官上颜色是绿色的，但对人体并没有任何毒副作用，所以不用担心这项检查会对身体有害。

37. 做吲哚菁绿清除试验检查之前应该注意什么？

由于吲哚菁绿中含有极少量的碘化物，因此在行此项检查前，医生会向您询问是否有碘过敏史，如果有明确过敏史，可能会出现过敏反应甚至过敏性休克，不建议行此项检查。虽然有些患者从未有过敏史，但可能检查后会出现恶心、心慌、头晕等轻微不适的症状，一般稍微休息就可以好转。如果有过敏，医生也会进行及时处理。另外，为保证检查顺利并准确进行，在行此项检查前，需要排空大小便并禁食、禁水 4 小时以上。

（吕　飒　徐天娇）

第 4 章

肝衰竭的治疗

第一节 肝衰竭的一般治疗

1. 肝衰竭的对因治疗有哪些？

在中国引起肝衰竭的主要病因是嗜肝病毒感染（主要是乙型肝炎病毒），其次是酒精及药物等肝毒性物质（如非甾体类抗炎药、部分中药、乙醇、化学制剂等）、遗传代谢性疾病（如肝豆状核变性）等，还有一些原因不明。对于病毒性肝炎肝衰竭者应给予抗病毒治疗；对于药物性肝衰竭者应尽快停用一切肝损害药物，可选择相应解毒药；对酒精性肝衰竭者应尽快戒酒。遗传代谢性疾病如出现肝衰竭，如肝豆状核变性的驱铜治疗等，在内科治疗效果差时应尽快进行肝移植。

2. 肝衰竭的治疗包括哪些方面？

肝衰竭的治疗缺乏特效药物。原则上强调早期发现、早期诊断、早期治疗。针对不同病因，采取相应的病因治疗措施和综合治疗措施，并积极防治各种并发症（腹水、肝性脑病、腹膜炎、肺炎、消化道出血、肝肾综合征等），肝衰竭患者诊断明确后，应进行病情评估和重症监护治疗，根据情况可选择人工肝治疗、干细胞移植治疗等，视情况进展，必要时进行肝移植准备。

3. 肝衰竭患者常用保肝药物有哪些？

（1）抗炎类药物：甘草酸类制剂具有类似激素的非特异性抗炎作用而无抑制免疫功能的不良反应，可改善肝功能。代表药物为异甘草酸镁注射液、复方甘草酸苷注射液、甘草酸二铵肠溶胶囊等。

（2）肝细胞膜修复、保护剂：代表药物为多烯磷脂酰胆碱，多元不饱和磷脂胆碱是肝细胞膜的天然成分，可进入肝细胞，增加膜的完整性、稳定性和流动性，使受损肝功能和酶活性恢复正常。

（3）解毒类药物：代表药物为谷胱甘肽（GSH）、N-乙酰半胱氨酸（NAC）及硫普罗宁等，分子中含有巯基，可从多方面保护肝细胞。可参与体内三羧酸循环及糖代谢，激活多种酶，从而促进糖、脂肪及蛋白质代谢，并能影响细胞的代谢过程，可减轻组织损伤，促进修复。外源性 GSH 不仅可以预防、减轻及终止组织细胞的损伤，改变病理生理过程，还具有一定的抗病毒疗效。

（4）抗氧化类药物：代表药物主要为水飞蓟宾类和双环醇。水飞蓟宾可通过抗氧化和直接抑制各种细胞因子对肝星状细胞的激活，达到抗纤维化的作用。水飞蓟宾以解毒作用为主，常用于毒蕈中毒所致的肝衰竭等。双环醇具有抗脂质过氧化、抗线粒体损伤、促进肝细胞蛋白质合成、抗肝细胞凋亡等多种作用机制，临床上可快速降低谷丙转氨酶（ALT）、谷草转氨酶（AST），尤其是 ALT。

4. 肝衰竭患者常用退黄药物有哪些？

（1）中（成）药：茵栀黄注射液 / 口服液 / 颗粒、苦黄注射液、复方茵陈注射液、大黄利胆胶囊、赤丹退黄颗粒、茵陈退黄胶囊等。其主要成分包括茵陈、赤芍、大黄，作用为清热利湿、凉血活血。

（2）西药：注射用丁二磺酸腺苷蛋氨酸、熊去氧胆酸胶囊，多用于直接胆红素 / 总胆红素比例较高型肝炎。结合具体患者，医师会根据患者黄疸的类型、患者的特点、报销范围等个体化选择应用。

5. 肝衰竭患者应用中药治疗的优、劣势有哪些？

中药在退黄、保肝、抗纤维化治疗方面具有其独到特色，尤其是退黄治疗，目前已有多种固定配方的中成药用于临床，但抗病毒方面尚未发现特效中药。因此，对于病毒性肝炎患者，在服用中药同时，仍需要继续抗病毒治疗。中药汤剂需要口服，通过肠道吸收，由于肝衰竭患者大多存在消化道症状，口服药物困难较大，静脉用中成药在肝衰竭患者中使用更多。

6. 乙型肝炎肝衰竭时应用的抗病毒药物有哪些？

乙型肝炎抗病毒药物有两大类：干扰素和核苷（酸）类似物。由于干扰素不良反应较大，不适用于肝衰竭患者。核苷（酸）类似物包括拉米夫定、恩替卡韦、替比夫定、阿德福韦、替诺福韦。医师一般会根据患者年龄、生育要求、既往用药史、经济状况、药物起效速度、耐药率等综合考虑选择抗病毒药物。

7. 口服核苷（酸）类似物各有什么特点，如何选择？

拉米夫定为核苷（酸）类似物中第一代抗乙型肝炎病毒药物，由于其耐药率高，目前已不作为一线用药，目前主要在儿童及 HIV 感染患者中使用。阿德福韦价格低廉、经济实惠，但其抗病毒效果弱，起效相对较慢，适合病情进展缓慢且 HBV DNA 中低程度复制、经济困难患者，不建议肝衰竭患者使用。替比夫定多用于有生育需求的患者，用药中需监测肌酸激酶（CK）的变化。由于其与拉米夫定存在一定的交叉耐药，《中国慢性乙型肝炎防治指南》已明确指出，拉米夫定、阿德福韦酯、替比夫定不作为一线用药。恩替卡韦、替诺福韦抗病毒效果强且起效迅速，推荐肝衰竭患者使用。但有肾损害的患者不建议使用阿德福韦酯与替诺福韦，同时需根据肌酐清除率调整抗病毒药物剂量。用药过程中需要监测肾功能、血钙、血磷、乳酸等指标。

8. 乙型肝炎肝衰竭患者抗病毒药物要吃多久？

乙型肝炎肝衰竭患者抗病毒药物需长期规律服用。如有肝硬化，推荐终身用药。如无肝硬化，且 HBsAg 阴转、肝功能正常、HBV DNA 持续阴性，可以停药观察。如无肝硬化，HBsAg 阳性、肝功能正常、HBV DNA 持续阴性、HBeAg 转换为 HBeAb 经监测至少巩固治疗 3 年以上（每次监测至少间隔 6 个月）仍保持不变者，可在医师指导及密切监测下停药，但停药后需密切监测肝脏生化学和病毒学指标。

9. 长期服用抗病毒药物会耐药吗？

抗病毒药物拉米夫定随着使用时间延长，超过 5 年就有较高耐药。新的恩替卡韦等抗病毒药物能够快速降低病毒，耐药概率小，并且越是每日规律服药越能减少耐药风险。抗病毒药物使用后需要定期复查。即使耐药，也有处置方法，切不可因噎废食。

10. 肝衰竭患者恶心如何处理？

肝衰竭是严重的消化系统疾病，出现消化道症状如恶心是常见的，轻度恶心可以观察，通过少量多餐、促进胃动力及进食易消化食物可以改善。严重恶心需要应用止呕药物。经处理未见缓解的恶心、呕吐应警惕合并胃部疾病及肠梗阻。

11. 肝衰竭患者乏力如何处理？

肝衰竭影响肝脏作为储能器官的功能，乏力是常见也是最早期症状。乏力与消化道症状一起反映了疾病严重程度。治疗包括营养支持（包含肠内营养与肠外营养），减少体力消耗，治疗原发病，维持电解质内环境平衡。

12.肝衰竭患者腹胀如何处理？

肝衰竭患者腹胀是一个常见症状，它可以由腹水、肠胀气及大便不通形成，往往为综合因素所致。因此，治疗可以采用利尿、放腹水，促进肠蠕动及使用肠道微生态制剂（如乳酸菌素、双歧杆菌），通便，灌肠等措施。此外还需警惕低血钾、原发性腹膜炎所致的腹胀。

13.肝衰竭患者发热如何处理？

肝衰竭患者出现发热，最常见病因为感染。发热时要观察热型，以便判定发热的原因，积极寻找感染灶，根据感染的特点经验性使用抗生素。有条件者尽快行血常规、血培养、C反应蛋白（CRP）、降钙素原（PCT）等检查，有腹水患者需警惕自发性细菌性腹膜炎；有可疑口腔真菌感染者需行口腔涂片找真菌、G实验、GM实验等检查；有可疑肺部感染者需行肺部影像学检查。体温38.5℃以下者不建议积极退热，可适当多饮水、物理降温。如患者不能耐受，体温38.5℃以上者可适当使用退热药物。

14.肝衰竭患者需要激素治疗吗？

激素在肝衰竭中的治疗根据病因、病情来确定，在自身免疫性肝炎、酒精性肝炎、药物性肝炎患者中更常见，特别是在自身免疫性肝炎、酒精性肝炎患者中的治疗，目前国际上有相应方案，但药物性肝炎治疗中常常根据经验来实施。

15.肝衰竭患者激素治疗是否有风险？

激素治疗会带来糖代谢、脂代谢等异常，尤其是肝衰竭患者会带来细菌、真菌感染的风险，特别是真菌感染，治疗难度大、药费高。因此，激素治疗在临床上医师非常慎重，一般会向患者反复交代病情及风险。

16.肝衰竭患者激素治疗需注意什么？

激素治疗时医师会制订相应的激素治疗方案，患者服用或静脉滴注激素后应注意保持口腔卫生，防止口腔感染病原菌下移至肺部等。同时建议经常捶背，保持肺部通气顺畅及痰液及时咳出，预防肺炎发生。患者避免进食过凉或过热及坚硬食物，预防消化道出血；保持心情愉快，不要生气、紧张。医师需要定期监测血糖、血脂、电解质等的变化。当然由于激素的作用，患者可能出现面部肥胖、毛发浓密等现象。只要医护人员及患者按照医嘱做好相应的护理及监测，一般可以避免严重不良反应。

17.肝衰竭患者为什么要保持大便通畅？

大便为人体重要排毒途径，大便不通畅使体内毒素蓄积，增加肝脏负担，且氨重吸收增加，可继发高血氨诱发肝性脑病。同时大便不通畅也会增加胆红素肝肠循环，不利于黄疸的消退。大便在肠道储存时间过久会诱发细菌移位腹腔感染。

18.肝衰竭合并急性肾损害如何处理？

在急性肾损害早期，患者不一定有症状。此时的肾损害大多是可逆的，重要的是针对病因治疗，同时积极治疗肝衰竭。如发生在感染后，需积极控制感染，适当扩容；如为大量腹水压迫肾脏，可适当放腹水以减轻肾脏压迫；如为长期使用利尿药导致肾前性肾功能不全，应积极补液，但在补液中也需注意速度、监测心功能，警惕心力衰竭、肺水肿；避免服用肾损害药物。特别严重者还可考虑血液净化治疗。对于肝衰竭也很严重者，可积极肝移植，移植后肾功能大部分能好转。

19.肝衰竭患者为什么容易出血？

肝衰竭的本质是肝细胞大面积坏死，因而肝脏功能减退。凝血因子多数在肝脏产生，肝损害时合成凝血因子减少，凝血功能下降，轻则出现瘀斑、出血点，重则出现内脏出血。随着肝衰竭治疗好转，凝血功能也会好转，也可以说，凝血功能好转是肝衰竭好转的一个重要信号。

20.肝衰竭患者为什么会出现胡言乱语？

肝衰竭患者可以出现意识障碍、不能识人、性格改变等表现的脑部并发症，称为肝性脑病。肝性脑病早期并非大脑有严重损害，而是类似喝醉酒的改变，表现为胡言乱语、嗜睡等，清醒后可以恢复。因此，这与临终状态人的意识不清不同，临终状态的神志不清是多器官衰竭表现，一般不可逆。肝性脑病诱因去除、肝脏功能好转后可以恢复正常。

21. 肝衰竭患者为什么要保持口腔清洁？

肝衰竭患者抵抗力降低，免疫受到抑制，口腔容易出现细菌、真菌生长侵袭，进一步导致肺炎，同时口腔清洁减少腐败物质进入消化道加重肝脏负担。因此，要求患者勤于漱口，保持口腔卫生。

22. 肝衰竭患者为什么要输注血浆？

肝衰竭患者因为凝血因子及其他有益因子在肝脏中产生较少，会出现凝血机制异常、白蛋白下降等，临床上可以输注血浆来补充相应的生物活性有益物质，等待病情好转，肝脏恢复合成能力后，尽可能减少或停止输注，主要因为血浆是医疗稀缺的资源，其次是有过敏或感染的风险。

23. 肝衰竭患者入院后输注药物注意事项有哪些？

肝衰竭属于危重情况，容易出现各种并发症。一旦确诊，需要针对病因、症状及相应并发症给予相应的治疗，因此药物剂量及种类较多，而且需要输注如血浆、白蛋白等生物制剂，过敏反应概率更高，可增加药物不良反应的机会。因此在用药过程中应注意观察患者的不良反应，出现任何不适的症状应及时停止输注并呼叫医护人员进行抢救。

24. 如何配合肝衰竭患者心理治疗？

肝衰竭常出现于青壮年，由于患者症状重、住院时间长、相应治疗费用较高、病死率高等，在治疗过程中患者及家属均容易出现恐惧、焦虑、情绪低落，甚至躁动，迁怒于医护人员等，从而影响治疗的顺利进行。有的患者由于对疾病了解较少，从而对治疗效果表现急切，或者对治疗失去信心。因此，心理辅助治疗也相当重要，在临床工作中要告知患者及其家属疾病相关知识，告知相应治疗费用，随时沟通疾病病情变化，查房时注重鼓励患者及其家属，增强患者及其家属战胜疾病的信心，从而能积极配合治疗。必要时要让治疗好转的患者与新发患者沟通，用榜样激励患者。同时医护人员及家属要把心理治疗穿插在日常工作与生活中，针对不同患者性格特点进行个体化辅导疏解，条件许可时可请心理医师协助诊治。

25. 肝衰竭患者为什么频繁抽血？频繁抽血会对患者有损害吗？

抽血化验是反映病情变化的手段，也是评价治疗效果、调整治疗方案的依据。住院肝衰竭患者病情变化快，常规 3 天左右需要复查，严重时 1 天需要多次抽血，了解病情并进行治疗调整。随着检验技术的提高，需要血量越来越少，很少会引起明显贫血或其他不适。

26. 肝衰竭的支持治疗有哪些？

肝衰竭的支持治疗包括一般支持治疗，如绝对卧床休息、营养支持、保证足够的能量供应、避免低血糖和电解质紊乱、补充新鲜凝血因子等。此外，还有人工肝、干细胞治疗。因血浆、干细胞数量来源有限，以及存在过敏、穿刺部位出血等风险，此治疗需依据患者具体情况进行选择。

27. 肝衰竭患者在什么情况下需要肝移植？

慢性肝衰竭，肝衰竭合并小肝癌，一般均要考虑肝移植。在肝硬化失代偿期基础上发生的肝衰竭，如果并发症多，为中晚期，一般也需要肝移植。没有肝硬化的肝衰竭，如果病情进展迅速，伴随肝性脑病等严重并发症，在进行充分评估后，如果预后差，可积极考虑肝移植。

28. 肝衰竭患者在什么情况下需要去重症监护病房（ICU）？

肝衰竭合并其他系统严重疾病的患者需要 ICU 治疗，特别是合并呼吸系统及心血管系统并发症或基础病的患者。例如，合并呼吸系统病变、呼吸衰竭、可能需要呼吸机支持的患者；严重肝性脑病、需要镇静治疗患者；合并肾衰竭、需要床旁血滤治疗患者；存在休克、血流动力学不稳定患者；合并心功能损害、心力衰竭患者；合并肺水肿、需要监测中心静脉压患者等。

29. 肝衰竭患者可以通过锻炼恢复吗？

肝衰竭患者在病程中要求绝对卧床休息，除必要的活动（如上厕所）外，其余时间建议卧床，因为大量的运动会增加肝脏的负荷，不利于肝功能的恢复。在恢复期可适当活动，主要以散步、太极拳等舒缓型活动为主。具体活动量因人而异，总体来说，要循序渐进，以患者本人无劳累感觉为宜。

30. 肝衰竭患者一般需要住院多久？

肝衰竭治疗所需时间较长，完全康复甚至需要半年或更久。住院时间依据患者具体情况而定。如肝衰竭进入恢复期，如胆红素降低，凝血功能恢复，无严重并发症或并发症好转，病情稳定，可带药回家继续治疗，尚存在有一定黄疸、腹水时并不影响出院。定期到门诊随访，建议与医师保持联络。

31. 肝衰竭患者出院给予口服药物维持治疗，回家后病情会反弹吗？

肝衰竭患者治疗有明确好转趋势后，可回家口服药物维持治疗，一般绝大多数患者出院后病情平稳并逐步好转，偶尔出现部分患者胆红素下降速度变慢，或患者出现胆红素升高、病情反弹，多半是因为出现新的并发症，如腹水、腹腔感染、消化道出血等，出院时医生都会交代每个患者需要注意的特殊地方，出现病情变化时及时当地就诊处置，条件许可时建议返院治疗。

32. 白蛋白是营养药吗？

白蛋白是血浆中的一种成分，用来维持血浆渗透压力及保持某些生物学功能。和我们说的蛋白质不完全一致，肝病患者肝脏合成白蛋白减少，是肝病加重的表现之一。本着缺少什么补充什么原则，医师会根据患者化验结果可能需要补充白蛋白。但它并非"营养"药物，肝病患者蛋白的补充还是以口服食物补充为主，没有肝性脑病风险患者可选择蛋白质含量高的肉、蛋、奶、鱼进行适量补充。鉴于白蛋白输注过程中可能出现过敏反应、白蛋白药品缺乏及费用昂贵的因素等，白蛋白的补充不能盲目进行，要按照医嘱执行。

33. 肝衰竭治疗成功率如何？

肝衰竭是由多种因素引起的严重肝脏损害，病死率极高，目前通过积极内科综合治疗（包括抗病毒治疗、支持治疗及人工肝、干细胞移植等），肝衰竭的救治率正在逐渐升高。不同病因、不同肝衰竭分期治愈率不一样，总体好转率可达 50%~60%。

34. 肝衰竭治疗时间一般多长，需要费用如何？

肝衰竭治疗时间比较长，一般如果好转会在 4 周至 3 个月，部分患者病情僵持甚至更长。也有患者治疗效果不佳需要肝移植治疗。肝衰竭患者的治疗费用与病情严重程度、并发症的多少、住院时间长短等因素相关，病情重、并发症多、住院时间长者，费用均较高。

35. 肝衰竭会传染吗？

在引起肝衰竭的病因中病毒性肝炎有传染的可能，如乙肝、甲肝或戊肝，其他如酒精性、自身免疫性、药物性等原因均不传染，而且肝衰竭本身也并不传染。例如：呼吸衰竭可由多种因素引起，其中非典型肺炎（非典）引起的呼吸衰竭是因为某种病毒传染而引起，而慢性支气管炎引起的呼吸衰竭却不会传染。

36. 发生肝衰竭要到什么样的医院治疗？

如前所述，肝衰竭发病凶险，病死率较高，建议一旦疑似肝衰竭就前往三级甲等医院就诊。因为肝衰竭早期自觉症状轻微但发展迅速，很多患者想转院时因为病情加重已经无法转运，所以应及早在合适的医疗机构就诊。而且大医院还可能具有肝移植条件，为内科治疗保驾护航，为患者提供多重保障。

（杨昊臻　陈　婧）

第二节　肝衰竭的营养支持治疗

1. 为什么要重视肝衰竭患者的营养状况？

肝脏作为糖、脂肪、蛋白质三大营养素代谢的中心器官，在其功能严重受损时各种营养物质的代谢利用也会受到影响。营养及代谢损害是终末期肝病患者的重要并发症之一，并已成为影响患者生存期及预后的明确危险因素。研究发现大约有 75% 的晚期重症肝病患者存在相应的蛋白质 - 能量营养不良（protein-energy malnutrition，PEM）。随着 Child-Pugh 分级的升高，营养不良的发生率也随之增加。营养不良的肝病患者各种并发症的发生率（如感染、肝性脑病、腹水及静脉曲张破裂出血等）要明显高于营养良好患者。因此，在相应的情况下，对肝衰竭患者进行个体化、合理的营养支持不仅能满足患者的能量需求，促进肝细胞的修复再生，改善肝脏功能，而且能降低并发症的发生，改善预后。近年来，评估重症肝病患者潜在的营养风险，给予个体化营养干预已成为肝衰竭综合治疗的重要内容。

2. 肝衰竭患者为什么容易出现营养不良？

肝衰竭患者普遍存在严重的消化道症状，食欲缺乏，食物摄入量减少。消化道功能障碍导致营养物质消化吸收不良。肝功能受损后，相关营养物质的合成及代谢发生紊乱，加之医源性人为因素的空腹检查及放腹水等因素导致营养物质的丢失，以上情况均在一定程度上导致肝衰竭患者营养不良的产生及加剧。

3. 肝衰竭患者机体营养素代谢的特点是什么？

当肝细胞大量坏死时，患者体内肝糖原储存能力下降，加之肝细胞源性血清胰岛素样生长因子表达量减少，导致机体葡萄糖氧化利用障碍，从而转向以蛋白质、脂肪代谢分解为主的供能方式。肝衰竭患者体内脂肪代谢也常发生紊乱，表现为脂肪酸及酮体的产生和利用障碍、总脂肪酸和多不饱和脂肪酸含量的不足。由于肝功能下降、载脂蛋白合成不足，导致脂肪转运障碍，肝内脂肪含量增加而引起脂肪浸润。在蛋白质代谢方面，表现为血清白蛋白、前白蛋白等肝脏合成蛋白含量的明显下降。葡萄糖供能障碍导致蛋白质分解代谢的增加、体内组织消耗明显，呈负氮平衡。外周组织对支链氨基酸的利用比例升高、芳香族氨基酸利用减少，最终导致支链氨基酸与芳香族氨基酸比例失调，并进一步影响葡萄糖的代谢。

4. 评价肝衰竭患者营养状态的指标有哪些？

正确对肝衰竭患者进行营养状况评估，准确预测营养风险是进行有效临床营养干预的前提和基础。目前国内外尚无肝病患者营养状况评价的"金标准"，现有的营养评估手段虽能在一定程度或某些方面对肝病患者的营养状况进行评价，但均有一定的缺陷，所以对肝衰竭患者的营养状态评价需要结合多方面指标综合判断。目前常用肝病患者营养评价指标有以下几个。

（1）实验室指标：白蛋白、前白蛋白及转铁蛋白等内脏蛋白含量的测定；肌酐/身高指数是观察肌蛋白消耗的指标，可反映体内蛋白合成和分解代谢状态。

（2）直接人体测量参数：体重指数（body mass index，BMI），肱三头肌皮褶厚度（triceps skin fold，TSF），上臂肌围（mid-arm muscle circumference，MAMC）及上臂围（mid-arm circumference，MAC）等人体测量学指标都是经典的营养状态评价指标，主要用于分析机体瘦组织群及脂肪储存情况。

（3）机体代谢监测是目前营养研究的热点之一。静息能量消耗（resting energy expenditure，REE）是指禁食 2 小时以上，适宜温度下，安静平卧或安坐 30 分钟以上所测得的人体能量消耗。REE 是评估机体能量代谢，调整能量供给的重要依据，同时也是了解物质代谢状态的重要方法。

（4）多频率生物电阻抗检测可评价患者体脂及瘦组织消耗情况，近年来也较多应用于肝衰竭等危重症患者的营养监测。

（5）营养程度评价/筛查工具：主要包括主观全面评定法（subjective global assessment，SGA）、营养风险筛查（nutrition risk screening，NRS）2002 及微型营养评定法（mini nutritional assessment，MNA），膳食摄入改变等也是营养评估的重要手段。

5. 肝衰竭患者营养支持的原则是什么？

2012 年版《肝衰竭诊疗指南》关于肝衰竭患者营养支持的内容指出：推

荐肠道内营养，包括高碳水化合物、低脂、适量蛋白质饮食，提供每千克体重 35 ～ 40kcal 总热量；肝性脑病患者需限制经肠道蛋白摄入；进食不足者，每日静脉补给足够的热量、液体和维生素。

6. 肝衰竭患者进行肠内营养的优点是什么？

肠内营养（enteralnutrition，EN）是经胃肠道提供代谢需要营养物质的营养支持方式。肠内营养方式符合生理结构特点、具有进食方便、费用低廉等优点。近年来随着对胃肠道结构和功能研究的深入，发现胃肠道不仅是单纯的消化吸收器官，同时也是重要的免疫器官。肠内营养对维持肠黏膜结构和屏障功能的完整性，减少肠道炎症因子的释放，降低肝损害也有重要作用。肠内营养物质经胃肠道吸收后通过门静脉输送到肝脏，有利于肝脏蛋白质的合成和代谢。与肠外营养相比，肠内营养不会导致内脏血流与心搏出量的增加，减少了营养物质和能量的消耗。

7. 肝衰竭患者个体化能量需求怎么计算？

间接能量测定仪（代谢车）是测定能量消耗的"金标准"。Harris-Bendeict 公式至今一直作为临床上计算机体基础能量消耗（BEE）的经典公式。计算公式：女性 BMR（kcal/d）= 655 + 9.6× 体重（kg）+ 1.8× 身高（cm）- 4.7× 年龄（岁）；男性 BMR（kcal/d）= 66 + 13.7× 体重（kg）+ 5× 身高（cm）- 6.8× 年龄（岁）。研究发现部分肝衰竭患者静息能量消耗相对于健康人群升高了 1.2 ～ 1.3 倍，可根据患者个体化能量需求给予营养支持治疗。

8. 肝衰竭患者为什么要少食多餐？

肝衰竭患者如果单次进食量超过胃肠消化和吸收能力，会出现消化不良，导致肠道细菌繁殖增加、产氨增多，出现腹胀甚至诱发肝性脑病。尤其是合并腹水患者，更要注意减少单餐进食量，以免加重腹胀。提倡肝病患者进行上午、下午及晚上加餐，根据病情一般要分 5 ～ 7 餐，保证全天能量及营养素的摄入。加餐可使用酸奶、菜粥及肠内营养补充剂。

9. 肝衰竭患者为什么提倡夜间加餐？

由于肝衰竭患者肝糖原储备下降，葡萄糖供应不足，禁食一夜时营养物质底物氧化率与正常人禁食 3 天的营养代谢状态是相似的，即以脂肪氧化为主。肝衰竭患者夜间适当补充能量，比白天单独能量补充更有效影响底物的利用率及氮储留，可减少脂肪和蛋白质的消耗，提高呼吸商，改善预后，并能减少肝性脑病的发生频率和严重性。"马无夜草不肥，肝无夜餐不壮"，睡前进行包含至少 50g 复杂糖类（即碳水化合物）的能量补充,对肝衰竭的恢复具有重要意义。

10. 肝衰竭患者本身身体状况较差，为什么不能随意服用补品？

膳食平衡是保持身体健康的基本条件，如滋补不当，脏腑功能失调，打破平衡，会影响健康。

11. 肝衰竭患者需要补充哪些维生素？

维生素 C 直接参与肝脏代谢，促进肝糖原形成。增加体内维生素 C 浓度，可以增强肝细胞的抵抗力并促进肝细胞再生。研究发现腹水中维生素 C 的浓度与血液中含量相等，故存在大量腹水的患者应适量补充维生素 C。维生素 B_1、维生素 B_2、维生素 B_3 等 B 族维生素，对于改善消化道症状有重要作用。在补充方式上除了选择富含这些维生素的食物外，还可口服多种维生素制剂。

12. 肝衰竭患者能摄入脂肪类食物吗？

限制高脂肪摄入，提倡应用少许植物油。肝衰竭患者肝脏胆汁的合成及分泌均减少，严重影响脂肪的消化和吸收。高脂肪饮食可增加诱发脂肪肝风险，并妨碍肝糖原的合成，脂肪摄入一般每日以 40 ～ 50g 为宜。

13. 如何减轻肝衰竭患者消化道不适症状？

应少食多餐、祛除口腔异味、增加食物调味剂、餐后半卧位休息、顺时针按摩腹部、保持大便通畅等。

14. 肝衰竭合并腹水患者需要限盐饮食吗？

有水肿或轻度腹水的患者应给予低盐饮食，每日摄盐量不超过 3g；严重水肿时宜用无盐饮食，每日钠摄入量应限制在 500mg 左右。高含钠食品，如海产品、火腿、咸菜等也应严格控制。炒菜时，先不放盐或酱油，当把菜炒熟时最后放盐或酱油，或者炒熟后再放醋、酱油、盐，这样既可保证菜品的味道，又能限制钠盐的摄入。

15. 肝衰竭合并肝性脑病患者饮食应注意什么？

未发生肝性脑病的肝衰竭患者每日蛋白质摄入量可按照每千克体重 1.0 ～

1.2g 供给，蛋白质来源应以优质蛋白质为主，如奶类、肉类、鱼类和大豆蛋白质。蛋白质供给应以患者耐受、保持正氮平衡、促进肝细胞再生、不诱发肝性脑病为准。轻微肝性脑病一般不需要严格限制蛋白质。血氨升高不是限制蛋白质摄入的标准。当患者出现肝性脑病时，应停止摄入富含蛋白质食物，给予低蛋白质流质饮食。当肝性脑病好转后，应逐步给予少量、优质的蛋白质摄入，在此期间应保持大便通畅，检测血氨水平，密切观察病程中有无出现肝性脑病发作和加重过程，增加蛋白质摄入量直到调整到与正常人相同。肝衰竭时，由于体内氨基酸代谢紊乱，芳香族氨基酸增多，支链氨基酸减少，故饮食中可适当选用富含支链氨基酸的食物或肝病专用的肠内营养制剂，如纽娃肝营养素等。

16. 肝衰竭合并消化道出血患者饮食应注意什么？

肝衰竭患者容易发生出血，常见有牙龈出血、鼻出血及皮肤出血点、瘀斑等。食管 - 静脉曲张破裂引发的大出血是重症肝炎患者致死的重要原因之一。出血过程中，患者需暂时禁食，出血量不大或出血刚停止的患者，可每隔 2 ～ 3 小时给予少量冷流质食物，如无糖冷牛奶、冷豆浆、冷蛋羹等，每日 6 ～ 7 次，每次 100 ～ 150ml，后逐渐过渡到流质膳食，如米汤、豆浆、蛋羹，再逐步过渡到少渣半流食、半流食和软饭，遵循少食多餐原则。注意甜咸分开，并选用无刺激及易消化的流体食物，如豆腐脑、蒸鸡蛋羹、菜水、稀藕粉等或食用相关肠内营养制剂。

17. 肝衰竭患者在什么情况下需要肠外营养支持？

无论营养状况如何，在未来的 5 ～ 7 天不能正常经口饮食时的肝衰竭患者，应给予肠外营养。伴咳嗽、吞咽反射受限的肝性脑病患者，若无气道保护措施，应考虑给予肠外营养。存在严重的消化道症状、食欲缺乏及消化吸收不良影响肠内营养的补充并产生不足时，可视情况给予相应的肠外营养支持。

18. 肝衰竭患者肠外营养的注意事项有哪些？

由于肝糖原异生能力下降且高胰岛素血症的存在，低血糖是肝衰竭患者常见的临床表现。静脉输注葡萄糖 1.5 ～ 2.0g/（kg·d）可作为低血糖的标准疗法。禁食 12 小时（包含夜间）以上的患者，应当静脉给予葡萄糖 2 ～ 3g/（kg·d）来提供能量葡萄糖占 50% ～ 60% 的非蛋白质能量需求，并需警惕肠外营养相关高糖血症的产生，必要时给予胰岛素治疗。脂肪乳剂可占 40% ～ 50% 的非蛋白质能量需求，n-6 不饱和脂肪酸的含量应低于传统纯大豆油乳剂。由于肝衰竭患者体内支链氨基酸下降，色氨酸、芳香族氨基酸和硫基氨基酸上升，静脉补充富含支链氨基酸有利于纠正氨基酸失衡，并能改善肝性脑病患者的意识状态，但没有临床试验提示对患者生存率及预后有改善。研究发现动脉血氨水平升高是肝衰竭患者预后不良的独立危险因素，所以应根据动脉血氨水平，谨慎调节氨基酸输入量。

19. 肠外营养所用的结构性脂肪乳有什么特点？

脂肪乳剂具有能量密度高、富含必需脂肪酸、等渗、对静脉壁无刺激、不从尿排泄等优点，是肠外营养中较理想的一种静脉制剂。结构性脂肪乳是将中链脂肪酸与长链脂肪酸在酶的作用下于同一甘油骨架上进行结构重组而成，相对物理混合的中/长链脂肪乳剂具有水解氧化平稳、均匀，节约氮能源，并对肝脏及免疫系统影响更小的特点。

20. 肠外营养支持代谢检测的目标值是什么？

肠外营养时要实时监测代谢状态，避免因为利用不足导致营养素输入过量、底物沉积。目标值为：血糖 $5 \sim 8$ mmol/ L；乳酸 <5.0 mmol/ L；三酰甘油 <3.0 mmol/ L；血氨 $<100\,\mu$ mol/ L。

（宋芳娇　刘婉姝）

第三节　肝衰竭的人工肝治疗

1. 什么是人工肝？

人工肝脏（简称人工肝，artificial extracorporeal liver support）是指借助一种体外的机械、理化或生物的装置，清除患者体内蓄积的各种有害物质，暂时替代肝脏部分功能，从而协助治疗肝功能不全、肝衰竭和相关疾病的方法。

2. 人工肝治疗的意义是什么？

人工肝用于救治各种原因所致的急性、亚急性、慢加急性肝衰竭患者，提高肝衰竭患者的临床好转率、治愈率，或为患者成功过渡到肝移植提供支持治疗，另外还可以为肝部分切除术后或移植术后肝功能提供支持。

3. 人工肝治疗的简要原理是什么？

人工肝治疗的目的是通过各种血液净化的方法，快速清除患者血液循环中的各种有毒物质，净化血液，同时补充有益物质，为患者肝细胞再生修复争取时间，或者为患者过渡到肝移植争取时间。

4. 人工肝治疗费用是多少？

单次人工肝治疗的价格依据人工肝治疗模式的不同，所用的耗材、滤器、血浆量不同，所需的费用也不一样。单纯血浆置换 1 次费用约 7000 元，床旁连续性血液净化治疗 1 次约 4000 元，血浆胆红素吸附 1 次约 12 000 元，分子吸附再循环治疗 1 次约 2.5 万元。

5. 人工肝需要做几次？

人工肝治疗的频次需要根据患者的情况、血浆供应的情况及不同治疗模式来确定，血浆置换一般在两周内行 2 ～ 5 次比较适宜，2 次治疗间隔一般控制在 48 ～ 72 小时，这样可给患者肝脏争取 2 周的修复、再生的时间。

6. 人工肝治疗流程是什么？

住院患者如需要人工肝治疗，由经治医师提出申请，上级医生同意后请负责人工肝治疗的医师会诊查看患者，依据患者的具体情况确认是否有适应证及禁忌证，然后制订个体化的人工肝治疗方案（包括交代病情、注意事项、签《知情同意书》、深静脉置管、联系血浆、费用等）。

7. 人工肝治疗有风险吗？

人工肝治疗存在一定风险，但风险发生率比较低，主要的风险有感染血源性疾病、血浆或滤器耗材过敏、出血或凝血等风险，若治疗前、治疗期间、治疗结束后密切观察，并采取相应预防措施，这些风险是可以避免的。

8. 人工肝如何分类？

人工肝分类目前尚无统一分类方法，传统上按照人工肝组成及其性质分为非生物型人工肝、生物型人工肝、组合型生物人工肝。

9. 什么是非生物型人工肝？

非生物型人工肝是通过物理手段利用特有的生物膜和化学物质的吸附作用，清除患者体内对人体有害的物质，并补充体内所需的物质，如血浆置换、胆红素吸附、血液透析滤过、血液灌流等。

10. 什么是生物型人工肝？

生物型人工肝是通过体外的生物反应器，利用人源性或动物源性肝细胞代替体内不能发挥生物功能的肝脏细胞而发挥代偿功能，从这一点上讲，生物型人工肝更符合"人工肝"这一名称，但目前生物型人工肝存在一些困难，还没有走到临床应用，处于临床研究阶段，所以目前人工肝的治疗仍是非生物型人工肝为主。

11. 人工肝治疗的适应证是什么？

人工肝治疗适应证比较广，主要有以下几个方面。

（1）肝衰竭：各种原因所致的急性、亚急性和慢加急性肝衰竭进展期均可考虑人工肝支持治疗。原则上以早、中期应用为好，以 PTA 在 20% ～ 40%，血小板在 5.0×10^9/L 以上为宜。晚期肝衰竭和 PTA 在 20% 以下者也可以进行人工肝治疗，但单纯人工肝治疗的疗效较差。

（2）肝功能不全：肝脏损害与肝功能不全表现明显，如有严重或快速上升的黄疸、明显恶心、乏力等症状，临床诊断虽然未达到肝衰竭标准，但综合判断有明显向肝衰竭发展倾向者，一旦内科药物治疗效果不明显，或恢复较缓慢，应考虑配合人工肝治疗。

（3）肝移植围术期的治疗：患者虽然处于肝衰竭晚期，甚至有感染、肝性脑病、肝肾综合征等并发症，人工肝可作为暂时改善机体状态的措施，为肝脏移植手术争取时间或改善术前条件。肝脏移植后的无功能期和其他并发症（如胆管损伤的严重黄疸、排斥反应）等可酌情配合人工肝及相关血液净化治疗。

（4）其他：内科药物治疗效果欠佳的顽固性高胆红素血症（肝内胆汁淤积、术后高胆红素血症等）、毒物中毒等及临床医生认为适合人工肝治疗的其他疾病。

12. 人工肝治疗的禁忌证是什么？

人工肝治疗时的禁忌证：严重活动性出血或弥散性血管内凝血（DIC）的患者，出血和 DIC 未得到控制；对治疗过程中所用药品如肝素、鱼精蛋白等高度过敏者；休克、循环功能衰竭者；心、脑梗死非稳定期患者；对有严重全身感染、晚期妊娠及其他并发症或合并症的患者，应综合考虑，慎重应用；临床医生认为不适合行人工肝治疗的情况，或不能耐受治疗者。

13. 人工肝治疗的疗效如何判断？

人工肝疗效判断：近期疗效和远期疗效。

（1）近期疗效判断

①人工肝治疗前后有效率：临床治疗前后是否有效的指标是患者乏力、食欲缺乏、腹胀、尿少、出血倾向和肝性脑病等临床症状、体征的改善情况；血生化检查白蛋白/球蛋白（A/G）值改善，血 TBIL 下降，胆碱酯酶活力增高，PTA 改善，血内毒素下降及血芳香族氨基酸与支链氨基酸比值的好转等。

②急性、亚急性肝衰竭以患者出院时治愈率作为判断标准：临床治愈的标准是临床症状消失、黄疸消退、肝脏恢复正常大小、肝功能检查基本恢复正常。

③慢加性肝衰竭以临床好转率作为判断标准：临床好转标准是乏力、食欲缺乏、腹胀、尿少、出血倾向和肝性脑病等临床症状明显好转；黄疸、腹水等体征明显好转；肝功能指标：白蛋白在 30g/L 以上，1.0 < A/G < 1.4，TBIL 降至正常值的 2 ～ 5 倍以下，ALT 在正常的 2 倍以内，PTA 在 60% ～ 70%。

（2）远期疗效判断：以患者的存活率来判断，分术后 3 个月、6 个月、9 个月和 1 年、5 年存活率等。

14. 什么是血浆置换？

血浆置换是目前临床应用最广的一种人工肝技术。血浆置换是将患者的血液抽出来，经血浆分离器分离出血浆和细胞成分，弃去血浆，把细胞成分及补充等量的白蛋白、血浆或平衡液等回输体内，以达到清除致病介质的治疗目的。

现代技术不但可以分离全血浆，而且可分离出某一类或某一种血浆成分，从而能够选择性或特异性地清除致病介质，进一步提高了疗效，减少并发症的发生。目前，多采用膜式分离法进行治疗，膜式血浆分离器是用高分子聚合物制成的空心纤维型，该孔可准许血浆滤过，但能阻挡所有的细胞成分。

15. 血浆置换作为应用最广泛的人工肝技术，其缺点有哪些？

血浆置换的缺点主要是潜在的血源性疾病感染（目前检测手段未能发现的致病原、HIV 等）、血浆过敏及枸橼酸盐中毒等。血浆置换治疗后，血液中降低的致病介质的浓度还可以重新升高，其原因有两个：一是由于病因并未去除，机体将不断地生成致病介质；二是致病介质可能在患者体液中重新分布。血浆置换是目前较为成熟的肝脏替代疗法。尽管各种生物型和非生物型人工肝技术快速发展，但血浆置换仍是目前肝衰竭患者的主要和基本人工肝治疗方法。对大多数疾病而言，血浆置换治疗并不影响疾病的基本病理过程，不属于病因性治疗，因此在进行治疗的同时，针对病因的处理不能忽视。

16. 血液灌流的优点及不足之处是什么？

血液灌流及血液吸附是将溶解在血液中的毒素物质被吸附到具有丰富表面积的固态物质上使其从血液中清除毒物。血液灌流技术的缺点是不能有效地吸附小分子毒性物质，活性炭对与白蛋白结合的毒素吸附能力也很差。由于灌流器使用非特异性的吸附剂，所以除了毒性物质被清除外，也清除一些肝细胞生长因子和激素，如果吸附剂的生物相容性差，还可能激活补体系统而引起系统炎性反应。

17. 肝病血液灌流/吸附的适应证有哪些？

（1）肝性脑病：肝性脑病的死亡率非常高，其发生原因很多，可能与高血氨症、假性神经递质、芳香族氨基酸增高、支链氨基酸/芳香族氨基酸比例失调有密切关系。采用血液灌流、吸附疗法对假性神经递质、芳香族氨基酸等中分子物质有较好的吸附性，可有效清除血液中导致肝性脑病的中分子物质，提高肝昏迷的清醒率。肝性脑病时若有脑水肿，则可在脱水药或血液滤过除去部分水分后进行灌流吸附治疗。

（2）高胆红素血症：各种原因所致的重型肝炎、肝衰竭、胆管梗阻均伴有高胆红素血症，严重的高胆红素血症可导致胆汁性肝硬化、顽固性皮肤瘙痒、心脏和其他系统损害。胆红素为中分子物质，应用血液灌流、吸附疗法对胆红素有较好的吸附性，特别是某些吸附剂如阴离子树脂灌流吸附器对胆红素有特异性吸附作用。一些单纯胆红素升高又不愿意应用血浆的患者可采用这一方法。

（3）药物或毒物导致的肝损害：临床上常见有药物过量中毒或服用某些具有明显肝毒性的药物致药物性肝损害，如对乙酰氨基酚、四环素、利福平及中药雷公藤、斑蝥等；误食某些食物、植物造成的食物中毒，如鱼胆中毒、毒蘑菇中毒等均可以导致严重的肝损害，应用血液灌流、吸附疗法不仅可以吸附导致中毒的毒物，还可以吸附由毒物中毒损害肝脏而产生的大量代谢毒素。

18. 肝病血液灌流/吸附的禁忌证有哪些？

肝病患者行血液灌流/吸附治疗无绝对禁忌证，只有相对禁忌证，包括：各种肝病伴有严重凝血功能障碍、DIC 状态者，肝脏外其他器官严重器质性病变者，对治疗中所用药品如肝素、鱼精蛋白及所用的器材等高度过敏者，血小板低于 $50×10^9$/L 者应慎重采用血液灌流方法治疗。

19. 什么是分子吸附再循环系统？

分子吸附再循环系统（MARS）是由白蛋白再循环系统、活性炭、树脂和透析等方法组成，能清除脂溶性、水溶性及与白蛋白结合的大、中、小分子量的毒素，同时对水、电解质和酸碱失衡有较好的调节作用。分子吸附再循环系统包括三个循环：血液循环、白蛋白循环和透析循环。

MARS 的优点：患者的血液不与活性炭及阴离子树脂接触，不会发生凝血因子和蛋白质的吸附和破坏，不会丢失肝细胞生长因子及其他营养成分，具有稳定的血流动力学，可持续清除中小分子毒素及纠正电解质紊乱。

MARS 人工肝主要用于改善肝衰竭患者肝性脑病的脑功能，改善血流动力学及肝脏的合成功能，对于肝肾综合征有较好的治疗效果。但是 MARS 需应用大量人血白蛋白，费用相对昂贵。

20. 什么是连续性血液净化？

连续性血液净化技术是指一组体外血液净化的治疗技术，是所有连续、缓慢清除水分和溶质治疗方式的总称，可以清除细胞因子和炎症介质，改善机体免疫抑制状态，调节机体内环境稳定，其作用范围是全身性的（多器官的）。传统连续性血液净化技术每天持续治疗 24 小时，目前临床常根据患者病情、治疗时间做适当调整。连续性血液净化技术的治疗目的已不仅仅局限于替代功能受损的肾脏，近来更扩展到常见危重疾病的急救，成为各种危重病救治中最重要的支持措施之一，与机械通气和全胃肠外营养地位同样重要。

21. 连续性血液净化治疗的适应证有哪些？

连续性血液净化治疗的适应证包括肾脏疾病和非肾脏疾病。

（1）肾脏疾病：重症急性肾损伤（AKI），伴血流动力学不稳定和需要持续清除过多水或毒性物质，如 AKI 合并严重电解质紊乱、酸碱代谢失衡、心力衰竭、肺水肿、脑水肿、急性呼吸窘迫综合征（ARDS）、外科手术后、严重感染等。慢性肾衰竭（CRF），合并急性肺水肿、尿毒症脑病、心力衰竭、血流动力学不稳定等。

（2）非肾脏疾病：包括多器官功能障碍综合征（MODS）、脓毒血症或败血症性休克、急性呼吸窘迫综合征（ARDS）、挤压综合征、乳酸酸中毒、急性重症胰腺炎、心肺体外循环手术、慢性心力衰竭、肝性脑病、药物或毒物中毒、严重液体潴留、需要大量补液、严重的电解质和酸碱代谢紊乱、肿瘤溶解综合征、过高热等。

22. 连续性血液净化治疗的禁忌证有哪些？

无绝对禁忌证，但存在以下情况时应慎用：无法建立合适的血管通路；严重的凝血功能障碍；严重的活动性出血，特别是颅内出血。

23. 人工肝治疗如何建立血管通路？

人工肝治疗患者一般建立临时性血管通路，如直接穿刺动脉、静脉及穿刺中心静脉临时导管置管三种方法，依据患者的人工肝治疗模式、外周血管条件选择合适的方法建立血管通路。

中心静脉临时导管置管：是血液净化治疗建立血管通路最常用的方法，运行中血流量稳定。主要有双腔和三腔导管，导管置入的部位有颈内静脉、股静脉和锁骨下静脉。

中心静脉临时导管置管的相对禁忌证：广泛腔静脉系统血栓形成；穿刺局部有感染；凝血功能障碍；患者不合作。

直接穿刺动脉、静脉建立血管通路的适用范围：患者神志清楚，能主动配合操作；外周静脉穿刺条件好，动脉搏动明显；预计治疗次数不太多且单次治疗时间不太长的患者。优点：操作简单、安全，穿刺风险小，治疗结束即拔除穿刺针，无须留置穿刺针，减少了感染发生的风险，但每次都要进行穿刺，不能反复使用，治疗中血流量有时候不够稳定。

24. 什么是腹水浓缩回输？

腹水浓缩回输是让患者腹腔内的腹水，经穿刺导管引流出来通过超滤器，尤其是高效血液滤过器，不但能有效清除腹水中的水分和溶质，而且通过弥散和对流还对某些小分子蛋白质或肽类（如微球蛋白、白介素 -1 等）有明显清除作用，滤过腹水中的水分及中、小分子毒性物质，回收蛋白质等有形成分，后将含有大量蛋白质的浓缩液体通过外周静脉回输到患者体内，或回输到患者腹腔内，达到既消除腹水又不丢失蛋白质的效果。目前利用血液净化原理将腹水超滤浓缩回输作为顽固性腹水常用的治疗方法。

25. 腹水浓缩回输有哪几种方式？

根据腹水浓缩后回输的方式分为腹水浓缩静脉回输、腹水浓缩腹腔回输，其中以腹水浓缩腹腔回输最方便且安全，是临床最常用的治疗模式。

26. 腹水浓缩直接静脉回输的适应证有哪些？

腹水浓缩直接静脉回输的适应证有各种原因（心血管疾病、肾脏疾病、肝硬化等）引起的无菌性、漏出性顽固性腹水。大量腹水给患者带来了极大痛苦，如腹胀难忍、食欲明显下降或因高度腹胀无法进食，可致呼吸困难、酸碱失衡和电解质紊乱、肾衰竭等。

27. 腹水浓缩直接静脉回输的禁忌证有哪些？

腹水浓缩直接静脉回输的禁忌证有感染性、出血性或癌性腹水（此种腹水直接静脉回输可导致全身感染，造成菌血症、败血症、毒血症及癌症扩散）；近期有食管-胃底静脉破裂出血（一次大量输入自体蛋白，可迅速提高门静脉压，诱发食管-胃底静脉曲张破裂再出血）；严重出、凝血功能障碍，易致活动性出血发生；心、肺功能不全，因腹水回输有扩容作用，可增加心、肺负担，易致心、肺功能衰竭。

28. 腹水浓缩腹腔回输的禁忌证有哪些？

腹水浓缩腹腔回输的禁忌证均为相对禁忌证。即使是感染性、出血性或癌性腹水，也可经过特殊处理后，再超滤浓缩回输腹腔。因超滤浓缩后的腹水量较少且由腹腔回输，对患者机体血流动力学影响较小，除严重心、肺功能不全者外，均可使用。近期有食管-胃底静脉曲张破裂出血者，待病情稳定后再进行腹水回输。

29. 什么是双重腹水超滤浓缩腹腔回输？

双重腹水超滤是在普通单重超滤浓缩基础上，对初次浓缩过滤后的腹水经成分分离器，即进行第二次浓缩过滤，达到把腹水中肿瘤细胞、细菌及其裂解产物等大分子物质被截留下来并丢弃，而腹水中只含蛋白质等中、小分子等有益物质又被重新回输至腹腔，并通过腹膜、肠系膜重吸收入血液循环而达到治疗的目的。

（邢汉前）

第四节　肝衰竭的肝移植治疗

1. 什么是肝移植？

按照供肝移植部位不同，可分为原位肝移植术和异位肝移植术。原位肝移植按照供肝的静脉与受体下腔静脉的吻合方式不同，可分为经典肝移植和背驮式肝移植。为解决供肝短缺和儿童肝移植的问题，又相继出现了活体部分肝移植、减体积肝移植、劈裂式（劈离式）肝移植、多米诺骨牌式肝移植等。此外，还有辅助性肝移植，肝脏与心脏、肾脏等其他器官联合移植等。目前全球开展最多的是同种异体原位肝移植术，即通常意义上的肝移植。简而言之，就是切除患者病肝后，按照人体正常的解剖结构将供体肝脏植入受体（患者）原来肝脏所处的部位。

2. 肝移植的适应证是什么？

总体来说，肝移植的适应证是所有经内科治疗无效的不可逆性终末期肝脏疾病，且是通过肝脏移植可以治愈的肝脏疾病，包括各种原因导致的肝衰竭，失代偿期肝硬化出现的腹水、肝性脑病、反复消化道出血、肝癌及合成功能障碍等，代谢性疾病包括 α_1 抗胰蛋白酶缺乏症、家族性淀粉样变、糖原贮积症、原发性草酸血病、血色病及 Wilson 病等。

3. 肝移植的成功率如何？

自 1963 年，现代肝移植之父美国医生 Starzl 施行世界上第 1 例人体原位肝移植以来，历经 50 余年的蓬勃发展，肝移植已在全世界步入成熟时期。迄今全世界已累计实施肝移植手术超过 10 万余例，每年以 8000～10 000 例次的速度递增。目前肝移植术后一年存活率 > 90%，5 年存活率在 70%～85%，也就是说大部分患者均能长期健康地存活。与国外相比，我国的肝移植技术起步较晚。1977 年我国开展了人体肝移植的尝试，从此揭开了我国临床肝移植的序幕。随着经验的积累，尤其是近 10 年的飞速发展，我国的肝移植技术水平已跻身于国际先进行列。

4. 肝移植的禁忌证是什么？

肝移植的禁忌证主要有终末期肝病模型（MELD）评分 < 15 分、严重心肺功能障碍、AIDS、难以戒除的持续性酗酒或吸毒、伴有远处转移的肝癌、未控制的脓毒血症、解剖异常、肝内胆管细胞癌、肝外恶性肿瘤、暴发性肝衰竭伴有颅内压（ICP）> 50mmHg 或脑灌注压（CPP）< 40mmHg、血管肉瘤、依从性差及缺乏足够的社会支持等。

5. 肝移植的手术时机是什么时候？

当患者因肝病就诊而可能行肝脏移植时，一般要考虑 2 个问题。一个是患者是否需要行肝脏移植，这是关于肝脏移植适应证的问题；另一个是什么时候行肝脏移植，这是关于肝脏移植的手术时机问题。一般认为，预计患者存活 1 年的可能性 < 50%，或其生活质量到了难以忍受的地步，但又还能安全耐受手术时就是肝移植的最佳时机。太早，即患者不进行肝移植也能生存一段时间，

没有必要过早地对患者进行干预；太晚，患者已难以耐受手术，即使花很大的代价度过围术期，也很难获得满意的术后生存质量。临床经验表明，肝脏代偿功能越差，其围术期死亡率越高。因此，应在出现严重并发症以前考虑肝移植。

6. 肝移植术后需要服用免疫抑制剂吗？

免疫抑制剂在器官移植的发展中占有非常重要的地位，它对器官移植患者的长期存活及维持移植物的良好功能都起重要作用，其每一次发展和变革都极大地推动了器官移植的进步和发展。虽然肝脏被誉为"免疫特惠器官"，其排斥反应的发生率和程度明显小于小肠、心脏和肾脏等，但免疫排斥反应目前仍是肝移植面临的主要问题，若不合理使用免疫抑制剂，仍会导致移植失败。

7. 肝移植术后免疫抑制剂都有哪些？

根据药物作用机制不同，临床常用免疫抑制剂有以下几种。①细胞因子和抗原递呈抑制剂：糖皮质激素。②抗增殖类药物（DNA 合成抑制剂）：硫唑嘌呤、麦考酚乙酯、麦考酚钠。③ T 细胞全面抑制剂：多克隆抗体抗胸腺细胞球蛋白、抗淋巴细胞球蛋白。④第一信号抑制剂：可阻止 T 细胞活化剂从 G_0 期向 G_1 期进展，抗 T 细胞单克隆抗体、钙调神经蛋白酶抑制剂环孢素和他克莫司。⑤第二信号及细胞因子转录抑制剂：西罗莫司。⑥第三信号抑制剂：抗 IL-2 受体单克隆抗体。其他新途径:淋巴细胞"归巢"抑制剂 FTY720 已进入临床研究。但由于机体免疫系统非常复杂，至今还未完全阐明，免疫抑制剂的作用机制有时也有一定的交叉和重叠。

8. 肝脏移植术前如何对受体进行评估？

通过正确评估肝移植受体，使患者在移植后获得最佳的疗效，是对肝移植受体多方面评估的最终目的，主要包括：①明确肝病的性质；②判断肝病的病变程度和进一步发展将对机体产生何种程度的影响；③明确是否有其他治疗措施可以缓解病情，从而延长行肝移植的时间；④对移植受体的社会心理、经济状况等做出一个客观的评价。

9. 长期服用免疫抑制剂会有哪些副作用？如何避免？

由于肝移植术后需长期使用免疫抑制剂，因此长期使用可能会出现感染、血糖血脂代谢异常、心血管疾病、肝肾毒性及移植后恶性肿瘤等。为避免或减少此类副作用的产生，临床医生熟悉常用免疫抑制剂的毒副作用有利于免疫抑制剂的优化组合及个体化免疫抑制方案的制订。同时也要求移植术后患者按要求定期复查，检测免疫抑制剂的浓度，发现问题及时处理。另外，由于免疫抑制剂和其他药物可能存在相互作用，部分药物如一些抗真菌药、抗生素、抗结核药等，可能会影响免疫抑制剂的血药浓度，导致免疫抑制剂毒副作用的发生。

10. 肝移植术后可以妊娠吗？

1978 年，世界上首次报道肝移植受者妊娠成功，并分娩出一活婴，随后各国不断有类似报道。最初人们认为妊娠会加重移植物的负担，导致移植物功能减退，并且加速排斥反应的发生，不主张妊娠，在移植术的同时常行绝育术。经过大样本的病例报道，现普遍认为肝移植术后妊娠、分娩不仅非常普遍，而且大多数患者都能成功分娩。国外在这方面已积累了近 30 年的经验，我国目前病例报道较少，因此还需加强对这一领域的理解和认识。一般妊娠建议在移植 1 年以后，采用最小剂量的免疫抑制剂，肝功能稳定，高血压及糖尿病应已得到控制，在妊娠期应密切监测肝脏功能及免疫抑制剂浓度。

11. 肝移植术后如何预防排斥反应？

排斥反应是由于供体和受体之间的基因差异而诱发的一种免疫反应。同种异体肝移植术后不可避免地会发生一系列免疫排斥反应。免疫排斥反应应是早期肝移植的主要障碍。随着移植免疫研究的深入，新型免疫抑制剂不断出现，免疫抑制剂的应用经验不断丰富，肝移植术后排斥反应逐渐得到有效控制，肝移植疗效得到显著提高。尽管如此，肝移植术后急性排斥反应的发生率仍保持在 24% ～ 60%，在儿童则高达 50% ～ 80%，慢性排斥反应的发生率为 10% ～ 20%。排斥反应仍是影响肝移植疗效的主要因素之一。肝移植术后通过严格选择血型匹配的供肝，制订个体化的免疫抑制方案，定期检查肝功能和免疫抑制剂浓度，及时调整药物用量，维持有效的药物浓度和正常的肝功能及积极教育患者要按时规律地服药，可以预防或减少移植肝急性排斥反应的发生，切忌自作主张擅自停药、减量服药或更改服药时间。

12. 肝移植术后会出现原发病复发吗？

肝移植是终末期肝病及肝癌的有效治疗方法，但肝移植术后可以出现原发病复发，包括肿瘤复发、乙型肝炎和丙型肝炎的复发、原发性胆汁性肝硬化（PBC）、原发性硬化型胆管炎（PSC）及自身免疫性肝病的复发等。

13. 肝移植术后乙肝病毒（HBV）复发的机制是什么？

可能的原因包括：①患者体内肝脏组织外的病毒，包括循环中存在的病毒颗粒，术中或术后感染供肝；肝外病毒储存池，主要是外周血单核细胞中复制的 HBV DNA。②术中或术后经血液制品感染。③供体肝脏，特别是 HBcAb阳性供体的肝脏。④术后在与外界的接触中再次感染。⑤不同免疫抑制方案对 HBV 复发的影响仍有争论，但激素对再感染的促进作用已在体外实验中证实。⑥术前抗病毒治疗的方案及疗程。

14. 肝移植术后如何预防 HBV 再感染？

目前可有效地预防肝移植术后 HBV 再感染，以拉米夫定联合乙型肝炎高效价免疫球蛋白（HBIg）使用为例，HBV 再感染率在术后 1 ～ 2 年平均仅为5.4%。术前应给予积极抗病毒治疗，移植术前 HBV DNA 转阴的患者，移植术后 HBV 再感染的发生率明显降低。术中可给予 HBIg。术后给予口服核苷类抗病毒药物及继续使用 HBIg。术后 6 个月内维持 HBsAb 的滴度 > 500U/L，术后 6 个月至 1 年，HBsAb 的滴度应 > 300U/L，术后 1 年以上的患者维持HBsAb 的滴度 > 100U/L，此后长期维持。另有报道，对于术前 HBV DNA 阴性的患者，术后 2 年后可单独使用核苷类抗病毒药物预防 HBV 再感染。此外，近年来，对移植肝 HBV 复发感染的机制研究和预防有了突飞猛进的发展，如使用乙型肝炎疫苗、免疫过继疗法及其他新型抗病毒药物的使用等，都在一定程度上防治了乙型肝炎的复发，提高了移植肝的存活率，更多更新的治疗策略还在不断研究之中。

15. 肝移植术后 HBV 再感染如何治疗？

除一般的保肝对症支持治疗外，应注意免疫抑制方案的调整，避免激素的长期大量使用。及早根据患者 HBV DNA 测序结果选择口服核苷类抗病毒药物，用药原则同移植前。对于肝移植后患者，一般不使用干扰素作为抗 -HBV 的选择。

16. 肝移植术后丙肝病毒（HCV）复发的影响因素是什么？

由于免疫抑制剂的使用，肝移植术后 HCV 复发非常普遍，如果移植前HCV RNA 阳性，移植后 HCV 复发的可能性近 100%，而且 HCV 复发后相比移植前病程进展要迅速很多，在短期内有可能出现移植肝衰竭，重新发展为慢性活动性肝炎或肝硬化。HCV 复发后在 5 年内 15% ～ 30% 的患者可发展为肝硬化。HCV 复发与术前 HCV RNA 水平、病毒基因型、免疫抑制方案、早期发生排斥反应进行激素冲击治疗和抗淋巴细胞治疗、合并其他病毒感染及供体类型等因素密切相关。如果在术前使用抗病毒药物，可明显减少术后 HCV 复发的可能性。

17. 如何预防肝移植术后 HCV 复发?

移植前预防性的抗病毒治疗可以有效防治患者移植术后 HCV 复发,而且在治疗中达到病毒阴转,即使未达到持续病毒学应答也可以阻止部分患者移植术后的复发。然而,在进展期的失代偿期肝脏疾病中,患者对药物的耐受性差,不良反应的发生率往往较高,不能耐受以干扰素为基础的抗病毒治疗。在移植后早期由于 HCV 复制水平较低,此时可以给予抗病毒药物,以预防 HCV 复发,但是,术后早期大量应用的免疫抑制剂造成的免疫抑制及其他并发症限制了患者对抗病毒药物的耐受性。但是,随着抗 -HCV 药物的不断发展,直接抗病毒的口服药物有效率高,不良反应少,可以应用于失代偿肝硬化患者,减少 HCV 复发。

18. 如何治疗肝移植术后 HCV 复发?

应在专科医师的指导下,调整免疫抑制方案。抗病毒药物的使用同移植前患者。抗病毒药物的发展经历了普通干扰素、长效干扰素及直接抗病毒药物(DAA)。肝移植术后患者对于以干扰素为基础的抗病毒治疗耐受性差,有效率低,对于使用长效干扰素联合利巴韦林治疗移植术后 HCV 复发,持续病毒学应答(SVR)仅在 30% 左右,且不良反应多见,患者往往不能完成标准的干扰素联合利巴韦林的治疗方案。目前,DAA 的发展明显提高了治疗移植术后 HCV 复发的有效率。DAA 主要有 NS3/4 蛋白酶抑制剂、多聚酶抑制剂及 NS5A 抑制剂,DAA 的联合使用使得无干扰素的治疗方案成为可能,大大提高了肝移植术后患者对治疗的耐受性,提高了 SVR 获得率。在使用 DAA 治疗前,应注意在有经验的医生指导下使用,部分 DAA 可能会与移植术后使用的免疫抑制剂产生相互作用,增加体内免疫抑制剂的浓度,导致不良反应的发生。

19. 肝移植术后患者能进行疫苗接种吗?

疫苗接种可有效预防相关疾病的发生,因此如果有可能,尽量在移植前接种甲肝、乙肝(移植前为非乙肝相关性肝病)及肺炎疫苗。如未接种,应在移植后进行接种。移植后每年应接种流感疫苗,同样,与移植后患者密切接触的人群也应接种,防止交叉感染。一般来讲,灭活疫苗对于移植后患者是安全的,主要包括甲肝、乙肝、白喉、流感、人乳头瘤病毒、百日咳、肺炎球菌、脑膜炎球菌和破伤风疫苗,应避免使用活疫苗。但是,对于水痘带状疱疹病毒减毒活疫苗的研究表明,移植后患者耐受良好,87% 的患者可产生体液和细胞免疫。

20.肝移植术后如何避免药物间相互作用？

由于移植术后需长期服用免疫抑制剂，因此在日常生活中，要注意在使用其他药物时，避免出现与免疫抑制剂之间的相互作用，以防增加免疫抑制剂的不良反应。移植术后患者应避免不必要的药物使用，如确需使用其他药物，应咨询移植科医生，在使用某些药物的时候，免疫抑制剂应进行调整。例如，卡泊芬净、氟康唑、伊曲康唑、伏立康唑、特比萘芬等抗真菌药物，阿奇霉素、克拉霉素、红霉素等抗生素，地尔硫䓬、维拉帕米等心血管药物，蛋白酶抑制剂等抗 HIV 药物等可增加他克莫司、环孢素及西罗莫司的浓度，而卡马西平、苯巴比妥抗震颤药物及利福平等药物可降低其浓度，因此，在使用这些药物的时候，应适当进行调整。

21.肝移植术后患者可以继续饮酒吗？

酒精是导致肝脏损害的一种常见原因，在国外酒精性肝病是导致的肝移植是重要原因之一，在我国，酒精性肝病的发生率逐渐增高，因此，对于移植后患者，应戒酒。否则，大量饮酒会导致肝脏损伤，严重者可引起肝衰竭。

22.肝移植术后患者能够继续工作吗？

肝移植患者是否恢复工作取决于很多因素，包括工作性质和患者的动机。如果术后恢复良好，完全可以从事力所能及的工作。研究表明，获得就业机会的肝移植受者较未获得工作机会者有更高的生活质量。

23.肝移植术后患者如何进行心理调适？

术前患病时间相当长的，术后可能很难摆脱患者的角色，感到很难恢复正常生活和摆脱被人关注和照顾的身份。一些患者可能视自己为家庭负担，感到空虚，另有一些患者对肝移植效果抱有不切实际的期望，一旦发现肝移植并未解决已存在的与肝病无关的心理、社会和生理问题时会倍感沮丧，在出现移植后并发症时，往往表现为焦虑和失望。因此，必须针对移植术后患者的心理、精神问题，加强康复期的心理护理和治疗，改善预后，增强患者的信心，逐步摆脱住院的氛围和缓解，鼓励患者参加社会活动，恢复日常生活，并逐渐融入周围环境，减轻患者对并发症、未来生活和工作的担心等。

24.肝移植术后患者需要严格控制饮食吗？

肥胖是移植术后的一个重要问题，可导致心血管疾病的发生。据报道，30% 以上的患者移植术后体重增加超过 10kg。这可能与术后营养增加、吸收增加、饮食不受限、活动减少或使用激素等有关。总的来说，2 年后体重趋于下降，但在过渡期有必要控制饮食。

25. 肝移植术后代谢综合征是什么？

随着移植技术和免疫抑制剂的发展，移植术后患者存活时间明显延长。代谢综合征在患者的长期生存中成为一个重要问题，多个研究表明，移植术后代谢综合征的发生率为 45% ～ 58%。具有以下 5 种情况中的 3 种情况即可诊断为代谢综合征：①中心性肥胖，腰围男 > 102cm，女 > 80cm；②高三酰甘油，$\geq$ 1.7mmol/L；③低 HDL–C，男 < 1.0mmol/L，女 < 1.3mmol/L；④高血压，$\geq$ 130/85mmHg；⑤空腹血糖，$\geq$ 6.1mmol/L。

26. 肝移植术后恢复期需要多长时间？

肝移植术后的恢复期存在许多不确定因素。一些患者术后 1 周左右就可以出院，而且几乎不会发生并发症，如择期肝移植患者。而另有一些患者，如术前就有严重的肝病病史、营养状况差、并发症严重，术后就可能发生各种并发症，延长住院治疗的时间。

（苏海滨）

第五节　肝衰竭的干细胞治疗

1. 什么是干细胞？

干细胞（stem cell）是一类具有自我复制能力的多潜能细胞，在一定条件下，它可以分化成多种功能细胞。因为干细胞未充分分化，尚不成熟，具有再生各种组织器官和人体的潜在功能，有"万用细胞"的称号。根据干细胞所处的发育阶段，分为胚胎干细胞和成体干细胞。根据干细胞的发育潜能分为三类：全能干细胞、多能干细胞和单能干细胞（专能干细胞）。

2. 肝干细胞的来源有哪些？

肝干细胞可分为肝源性和非肝源性。肝源性肝干细胞来源于肝脏，非肝源性肝干细胞包括骨髓间充质干细胞（BM-MSC）、骨髓造血干细胞（BM-HSC）、脂肪间充质干细胞（AT-MSC）、脐带间充质干细胞（UC-MSC）、胚胎干细胞（ESC）及诱导的多能干细胞（iPSC）等，这些干细胞的来源或提取难易程度不一样。

3. 干细胞治疗肝衰竭的机制是什么？

肝衰竭是由大部分肝细胞急性坏死或肝细胞功能严重急剧损害所引起的临床症候群。肝衰竭通常伴随大量肝细胞死亡，并且肝细胞的代偿再生未能弥补细胞的损失，因此在治疗肝衰竭的过程中抑制细胞死亡、刺激内源性肝细胞再生是关键。目前认为干细胞治疗通过以下三种途径在肝脏修复过程中起作用：①转化为肝细胞发挥作用；②为肝内的干细胞生长提供细胞因子和生长因子，对肝内肝细胞的组织修复提供支持；③改善肝脏的纤维化。

4. 干细胞治疗肝病一般方法是怎样的？

由于选择的干细胞来源及移植的方法不一样，治疗的流程也不一样。如果选择脐带间充质干细胞，那么需要从脐带中去分离干细胞。如果选择骨髓干细胞，则需要进行骨髓穿刺收集骨髓，然后分离干细胞。如果选择外周血干细胞，需要先注射粒细胞集落刺激因子（血液科常用药物），然后通过机器采集干细胞。

移植的方法主要有从外周静脉中类似输液一样把干细胞输入体内；另外为提高干细胞的归巢，可通过肝动脉或肝静脉插管把干细胞注射入肝脏。

5. 干细胞移植治疗肝病的研究结果如何？

目前应用干细胞治疗终末期肝病的临床研究很多，国内外许多单位开展了干细胞移植治疗肝脏疾病的临床研究。目前研究结果基本提示对患者胆红素的下降、白蛋白的恢复及肝纤维化的改善有一定作用。

6. 干细胞移植治疗在临床中应用于哪些疾病？

干细胞移植治疗在血液科中应用最普遍，主要用于血液肿瘤的治疗，目前发现干细胞移植治疗在其他领域里也可发挥作用，如神经科疾病、糖尿病、肝病等。

7. 我中心开展的干细胞移植治疗有哪些？

我中心创新开展人工肝联合自体外周血干细胞移植治疗肝衰竭的研究，获得了军队"十二五"重点课题及首都特色重点课题的资助。该项目巧妙应用血浆置换联动干细胞采集技术，在血浆置换过程中完成干细胞采集，然后通过肝动脉把干细胞注射入肝脏。另外，我中心尚开展王福生院士团队研发的脐带间充质干细胞治疗肝衰竭的研究，干细胞通过静脉注射到体内。

8. 人工肝联合自体外周血干细胞移植治疗项目优点有哪些？

（1）用 G-CSF 动员骨髓中的 HSC 释放入血后采集的方法更简单，采集细胞数量更多。

（2）避免了采集骨髓干细胞时的麻醉及采髓穿刺的痛苦。

（3）采集的干细胞更纯。

（4）血浆置换联合干细胞采集，避免了患者反复大针穿刺的痛苦，节约了治疗时间，也节约了医疗成本。

（5）在血浆置换后进行干细胞移植，这时肝衰竭患者的内环境得到明显改善，一方面患者的治疗耐受性可提高，有利于干细胞移植的顺利进行，避免出血，同时也有利于干细胞在肝内的定植与存活。

9. 人工肝联合自体外周血干细胞移植治疗流程及注意事项是怎样的？

（1）患者先皮下注射粒细胞集落刺激因子 3～5 天。目的是把骨髓里的干细胞动员入外周血中以便干细胞采集。注意事项：可能出现低热，医师会抽血检测动员效果，以便确定移植时间。

（2）血浆置换及干细胞联动采集。目的是完成血浆置换治疗及干细胞采集。血浆置换是常用的治疗肝衰竭、高胆红素血症的治疗手段，本身对治疗患者有益，在进行血浆置换的 2～3 小时同时完成了干细胞的采集。注意事项：血浆置换过程中患者可能出现血浆过敏等不良反应，如果患者出现任何不适，告诉医师，医师会进行处理。

（3）干细胞移植。目的是把采集到的干细胞注射入肝脏内，该治疗在放射科 CT 引导下通过股动脉插管入肝脏后，把干细胞注射入肝脏（类似肝癌的介入治疗）。注意事项：插管过程中可能有疼痛感觉，但一般能耐受。由于个体差异，插管成功的时间不一，加之干细胞注射不能太快，可能需要 1～2 小时。

10. 自体外周血干细胞移植治疗需要花多少钱？

因为该项技术获得军队、北京市及院内研究资助，与之相关的医疗经费及后续的随访检查、检验费用均从研究经费中支出，患者不用花钱。

11. 脐带间充质干细胞移植治疗肝衰竭的流程是什么？

该项目目前也属于临床研究，干细胞来源予以免费，签署知情同意书后，每周输注 1 次，共 3 次。

12. 粒细胞集落刺激因子治疗肝衰竭的流程是什么？

粒细胞集落刺激因子注射后会动员人体骨髓内的干细胞迁移到外周血，并流经肝脏发挥干细胞治疗作用。目前，临床上通过间断皮下注射该药物治疗肝衰竭。

(游绍莉　王海波)

第 5 章

肝衰竭并发症的防治

第一节　腹水与腹膜炎

1. 什么是腹水?

正常人腹腔内有少量液体（一般少于 200ml），对肠道蠕动起润滑作用。但是因为各种病因导致液体量超过 200ml，就被称为腹水，1000ml 以上的腹水可引起移动性浊音阳性。

2. 什么是移动性浊音?

移动性浊音为确诊有无腹水的重要检查方法。叩诊机制为当腹水患者取仰卧位时，液体因重力作用积聚于腹腔低处，含气的肠管漂浮其上，故叩诊腹中部呈鼓音，腹部两侧呈浊音。患者取侧卧位时，液体积聚于下部，肠管上浮，下侧腹部转为浊音。

3. 腹水的症状是什么?

一般来说少量腹水的时候患者无特殊不适感受，当腹水量较大时患者常有腹胀感。大量腹水使腹部膨隆、腹壁绷紧发亮，状如蛙腹，还会导致行走困难，甚至有时膈肌显著抬高，出现呼吸困难和脐疝。

4. 肝硬化产生腹水的发病机制是什么?

（1）门静脉压力增高：肝硬化时门静脉压力增高，超过 300mmH$_2$O 时腹腔内脏血管床静水压增高，组织液回吸收减少而漏入腹腔。

（2）低蛋白血症：白蛋白过低时，血浆胶体渗透压降低，致血液成分外渗。

（3）淋巴液生成过多：肝静脉回流受阻时，血浆自肝窦壁渗透至窦旁间隙，致胆淋巴液生成增多（每日 7 ～ 11L，正常为 1 ～ 3L），超过胸导管引流的能力，淋巴液自肝包膜和肝门淋巴管渗出至腹腔。

（4）继发性醛固酮增多致肾钠重吸收增加。

（5）抗利尿激素分泌增多致水的重吸收增加。

（6）有效循环血容量不足，致交感神经活动增加，前列腺素、心房以及激肽释放酶 - 激肽活性降低，从而导致肾血流量、排钠和排尿量减少。

（7）肝衰竭时由于肝脏炎症刺激也容易出现腹水。

（8）腹腔感染时容易并发腹水。上述多种因素，在腹水形成和持续阶段所起的作用有所侧重，其中肝功能不全和门静脉高压贯穿整个过程。

5. 如何判断并发腹水？

（1）体格检查：如在患者仰卧位时腹部后侧面叩出气液平面高于正常情况，应行移动性浊音检查，出现移动性浊音检查，腹水的敏感性为 83%，特异性为 56%。移动性浊音阳性者至少有 1000ml 的腹水。

（2）腹部影像学检查：行腹部 B 超、CT 等检查，可明确是否存在腹水，如肥胖患者行腹水体格检查有一定困难，需借助影像学检查进一步明确诊断。

（3）患者出现腹胀，伴随腹围增大、体重升高，有的出现双下肢水肿。

6. 哪些病因可引发腹水？

大约 15% 的腹水患者是由非肝源性病因导致的液体潴留，如心力衰竭、肾脏疾病、甲状腺疾病、结核及肿瘤等，均有可能导致腹水。此时需基于病史、体格检查、腹水检查及影像检查等明确腹水原因。

7. 什么是腹腔穿刺术？为什么要行腹腔穿刺术？

腹腔穿刺术是借助穿刺针直接从腹前壁刺入腹膜腔的一项诊疗技术。通过腹腔穿刺术获取一定的腹水进行分析是诊断腹水病因最快捷有效的方法，可以很容易地鉴别门静脉高压引起的腹水和其他原因引起的腹水，也是诊断腹水是否存在感染的有效手段，如果存在感染需要及时应用抗生素治疗。

8. 肝硬化或肝衰竭腹水的治疗方法有哪些？

（1）饮酒者应戒酒。

（2）饮食限钠和饮食教育：绝大多数肝硬化腹水患者并不严格要求限制液体量，但是需限制钠的摄入，严格地限钠可加速腹水动员从而减少腹水。但是由于其饮食无味及可能加重此类患者本就存在的营养失调，有的专家并不推荐。因此，可根据检验血钠的情况适当限制钠的摄入。

（3）利尿药：通常利尿药选用呋塞米、螺内酯联合使用，比例为 100mg ：40mg 或遵医嘱，一般而言这种比例可以维持血钾正常，通常最大剂量螺内酯片 400mg/d，呋塞米片 160mg/d。其他的利尿药如托拉塞米、布美他尼等也可遵医嘱适当应用。

（4）静脉滴注白蛋白：该治疗可有助于维持血液内胶体渗透压，减少腹水生成。

（5）避免或慎重使用的药物：肝硬化患者的血压是由升高的缩血管因子如血管加压素、血管紧张素、醛固酮维持，以代偿一氧化氮的血管舒张作用。应避免或慎重使用血管紧张素转化酶抑制剂及血管紧张素受体阻滞剂。

（6）张力性腹水的治疗：首次大量放腹水可快速改善张力性腹水，较利尿减少腹水更为迅速，但是无助于改善腹水形成的基本问题如钠潴留，单次大量放腹水随后饮食及利尿药治疗是张力性腹水的恰当治疗方案。

（7）经颈静脉肝内门 - 体静脉分流术：可减少腹水形成，但存在肝性脑病风险，然而随着医疗技术的发展，发生率有下降。

（8）肝移植：反复腹水或伴随肝衰竭预后较差者，建议考虑肝移植手术治疗。

9. 放腹水时有什么注意事项？

一次性放腹水超过 5L 以上可能引起腹腔穿刺术后循环衰竭，导致肝硬化患者腹水迅速回聚，诱发稀释性低钠血症、肝肾综合征及肝性脑病等，但是临床上腹水超滤回输可适当避免以上情况的出现。放腹水后腹腔压力降低、内脏血管扩张，引起低血压和休克，放腹水后用腹带加压包扎，可预防该情况发生。

10. 如何预防腹水再次出现？

（1）首先应积极从病因治疗肝病。

（2）适当加强营养支持，警惕低蛋白血症。

（3）适当限制水、钠摄入。

（4）必须记住一个原则：腹水患者的出量要大于入量才能起到消减腹水的作用，常需要借助利尿药才能实现。在定时监测尿量、腹围和体重的基础上，对摄入的水量进行控制，也有助于预防腹水的产生。

11. 为什么肝硬化患者出现腹水时要监测尿量、体重及腹围？

肝硬化患者出现腹水时一般尿量会减少，体重会增加，腹围也会增加。一方面，通过定时监测尿量、腹围和体重可以帮助观察腹水的消退情况。另一方面，腹水患者常常需要使用利尿药以帮助消退腹水，定时监测尿量、腹围和体重可以帮助观察利尿药的利尿效果和帮助调整利尿药的种类和剂量。

12. 如何监测体重、尿量及腹围？

测定尿量时应注意监测全天的总尿量。体重测量每天的时间应固定，可以选在每天清晨起床时排空大小便后称体重。腹围测量应在：清晨平卧状态下，用皮尺在脐位置水平绕一周，所得的数据即为腹围的长度。吸气和呼气时测量腹围均可，应该注意每次都以同样的时间、体位、部位、方法测量，要么都在吸气状态下测量，要么都在呼气状态下测量。否则，测量结果就会失去参考意义。

13. 院外如何应用利尿药？

患者院外应遵医嘱应用利尿药，一般螺内酯片与呋塞米配合使用，根据每日尿量及体重调整剂量，并应定期复查肾功能、电解质等。另外，如利尿效果欠佳，应在医生指导下调整利尿药剂量或种类。

14. 治疗腹水常用利尿药的副作用有哪些？

最常见的有电解质紊乱、低血压、代谢紊乱、糖耐量异常等，部分患者会出现肾功能损害。另外，螺内酯可能会导致男性乳房发育，可选用阿米洛利等其他利尿药代替治疗。

15. 腹水的性质检查有哪些？

腹水的性质检查包括颜色、比重、蛋白含量、细胞分类、腺苷脱氨酶、乳酸脱氢酶、细菌培养等，同时测定血清 - 腹水白蛋白梯度（SAAG），如＞ 11g/L，提示门静脉高压。

16. 什么是原发性腹膜炎？

原发性腹膜炎（SBP）与继发性腹膜炎不同，是指腹腔内无感染灶、没有与外界相通的损伤时所发生的腹膜炎，其中自发性细菌性腹膜炎最为常见，往往在肝硬化失代偿期或肾病综合征合并腹水时发生。诊断标准为腹水中性粒细胞＞ $250×10^6$/L，或根据其临床表现如腹痛、腹泻等诊断该病。SBP 的发生涉及以下 3 种途径。

（1）淋巴途径：细菌从肠腔转到淋巴结中，然后发生菌血症和腹水感染，这是主要途径。

（2）门脉系统：肠道细菌经肠壁毛细血管到门静脉系统，然后到腹腔。

（3）腹膜：肠道细菌直接侵袭腹膜。

17. 原发性腹膜炎有哪些临床表现？

当患者出现下述表现时需高度警惕 SBP 可能：①局部症状，腹痛、腹部压痛、呕吐、腹泻及肠梗阻等；②全身炎性表现，高热或低热，寒战，白细胞计数异常，心动过速和（或）呼吸急促；③肝功能恶化；④出现嗜睡、睡眠颠倒、计算力下降等肝性脑病表现；⑤血压下降等休克症状；⑥肾衰竭，如少尿甚至无尿；⑦呕血、黑便等消化道出血表现。然而也有部分 SBP 患者无上述症状，需通过腹腔穿刺术化验腹水常规以进一步明确诊断。

18. 原发性腹膜炎有什么危险？

感染性休克的 SBP 会危及生命；无感染性休克的 SBP 会使有严重肝功能不全、肝性脑病和 I 型肝肾综合征患者的循环功能加剧恶化，即使 SBP 消除，住院死亡率仍可达 20%。

19. 原发性腹膜炎的鉴别诊断有哪些？

主要与继发性腹膜炎和结核性腹膜炎相鉴别。

（1）继发性腹膜炎：继发于外科急腹症或腹部外科手术后，鉴别要点：起病急骤，常伴有明显的脓毒症表现，急性腹膜刺激征即"腹膜炎三联征"突出；腹腔穿刺为脓性，可见消化道内容物残渣，腹水生化葡萄糖降低，白蛋白（＞10g/L）和 LDH（＞血清 LDH 水平）增高，细菌涂片与培养不是单一细菌，多为混合性细菌感染；X 线片在空腔脏器穿孔时可见膈下游离气体。必要时行内镜、腹腔镜检查，或行剖腹探查术。

（2）结核性腹膜炎：鉴别主要依据为患者多有结核病史或其他部位的结核病灶；可伴有午后潮热、盗汗等结核中毒症状；腹部扪诊呈特征性揉面感；腹水淋巴细胞增多、抗酸染色阳性；红细胞沉降率增快，血清结核抗体阳性；试验性抗结核治疗有效。

20. 原发性腹膜炎的治疗方法有哪些？

SBP 是可以治疗及治愈的，诊断 SBP 后应立即开始经验性抗生素治疗，由于 SBP 最常见致病菌为革兰阴性需氧菌，如大肠埃希菌，一线抗生素为三代头孢菌素，大约 90% 患者抗生素治疗可消除 SBP，开始治疗 48 小时后一般需要再次腹水检查，如果中性粒细胞计数下降，小于治疗前水平的 25%，则考虑治疗有效性欠佳，应高度怀疑引起感染的细菌耐药，应根据体外药敏试验或依据经验，调整抗生素治疗。

21. 如何预防原发性腹膜炎？

由于大多数 SBP 发作被认为是肠道革兰阴性菌易位所致，理想的预防药物应该是安全、经济，并且能有效减少肠道这些致病菌数量而又能维持保护性的厌氧菌群，考虑到费用高及不可避免地细菌耐药风险，使用预防性抗生素必须严格限制在有高危 SBP 患者：①急性消化道出血患者；②腹水总蛋白浓度低并且既往无 SBP 病史的患者（一级预防）；③既往有 SBP 病史的患者（二级预防）。

（严立龙）

第二节 肝肾综合征及肝肺综合征

1. 什么是肝肾综合征？

肝肾综合征（HRS）是发生在严重肝病基础上的、无其他原因可解释的进行性肾衰竭，多见于伴腹水的晚期肝硬化、急性肝衰竭患者。

2. 肝肾综合征有哪些临床表现？

少尿或无尿，肾功能异常[血肌酐和（或）尿素氮升高]，血钠、尿钠偏低等。

3. 肝肾综合征分哪几型？

一般分两型。I 型是快速进展性的肾功能降低，肌酐水平在 48 小时内升高 ≥ 0.3mg /dl（26.5 μ mol/L）；或在 7 天内肌酐水平比肌酐基线值[即采用 MDRD 公式的逆应用推算出来的肌酐值，或 3 个月内且最近的一次肌酐值（最好为患者入院前 7 天以内的肌酐值）]升高 ≥ 50%。预后极差，存活期多在 2 周，但随着对肝肾综合征的认识，采用血管活性药物联合白蛋白治疗，对改善肾功能有一定作用，可延长患者生存时间。II 型是相对进展缓慢的肾功能降低，为缓慢进展性，此型是肝硬化患者肝肾综合征死亡的最主要原因，存活期多在半年左右。

4. 肝肾综合征发病机制是什么？

通常认为肝硬化失代偿合并腹水的患者，存在外周及内脏动脉系统的广泛扩张，使有效血容量不足，并且使体内缩血管物质代偿性增加，使肾脏的灌注血流明显减少，肾小球滤过率下降，可导致肾功能异常，少尿或无尿。

5.肝肾综合征发生的常见诱因有哪些？

大量放腹水、消化道出血、过度利尿，严重腹泻、剧烈呕吐、过度控制水摄入、感染，过度的失水、失血、限制入液量及感染、电解质紊乱所导致的体内血管活性物质代偿性增加，都可使血管中的有效血容量减少，使肾脏的灌注血流明显减少、肾小球滤过率下降，致肾功能异常。

6.肝肾综合征的诊断标准是什么？

肝肾综合征分为Ⅰ型和Ⅱ型，Ⅰ型为急性肾损伤（HRS-AKI），Ⅱ型为慢性肝损伤。根据 2015 年国际腹水俱乐部共识建议，HRS-AKI 诊断标准如下。

（1）明确诊断肝硬化合并腹水。

（2）血肌酐在 48 小时内升高 ≥ 0.3mg/dl（26.5μmol /L；在前 7 天内肌酐水平比基线值（确定或推测）升高 ≥ 50%。

（3）连续 2 日停用利尿药并输注白蛋白（1g/kg）扩充血浆容量，患者肌酐无改善，且无休克。

（4）目前或近期无使用肾毒性药物史（如非甾体类抗炎药、氨基糖苷类、碘化造影剂等）。

（5）不存在肾实质疾病，无肉眼可见的结构性肾损伤征象：即尿蛋白 < 500mg/d，镜下血尿每高倍镜视野下红细胞 < 50 个，无异常肾脏超声改变。

7.如何避免肝肾综合征的发生？

避免或慎用肾毒性药物，避免大量放腹水和过度利尿，防治感染、消化道出血，监测血压、尿量、电解质，避免低血压、低血容量及电解质紊乱。

8.肝肾综合征治疗方法有哪些？

（1）一般支持治疗：适量低蛋白质、高糖、高热量饮食。

（2）避免使用加重肾功能损害的药物：如减少或停用利尿药，停用外源性血管舒张药、非甾体类抗炎药。

（3）去除引发肝肾综合征的诱因：适量放腹水和适度利尿，积极治疗感染、消化道出血，纠正电解质紊乱，必要时血液透析（可去除部分体内多余水分、有毒物质，平衡电解质）。

（4）改善肾脏血流灌注：使用血管活性药物，增加胶体渗透压，使有效血容量增加。

（5）积极治疗肝脏原发病，必要时进行肝移植。

9. 治疗肝肾综合征的主要药物有哪些？

治疗肝肾综合征的主要药物：特立加压素、米多君、奥曲肽、去甲肾上腺素（为血管活性药物，可改善肾脏血流动力学，增加肾脏血流灌注），白蛋白（为胶体液，可增加血管有效血容量）。

10. 肝病患者合并肾功能异常时能诊断为肝肾综合征吗？

不一定。

（1）要除外肾脏本身的疾病。当尿常规有大量红细胞和蛋白质（尿红细胞 > 50 个 / 高倍镜视野，24 小时蛋白尿 > 0.5g），和（或）超声有肾实质的改变时考虑存在肾病，不能诊断。

（2）要除外容量不足性肾功能的异常。过度使用利尿药、大量放腹水、过度限制进水量使血容量绝对减少，或血管扩张、血压降低，使血容量相对减少，出现肾功能异常，往往通过补液、增加血容量，或收缩血管后，肾功能恢复正常，故也不能诊断。

11. 什么是肝肺综合征？

肝肺综合征在肝病基础上，无心肺疾病，因为肺血管扩张而出现的低氧血症。

12. 肝肺综合征有哪些临床表现？

早起多无明显症状，随着疾病进展，患者可出现胸闷、胸痛、发绀（外在皮肤主要表现为四肢末端、耳垂、口唇等部位青紫）、呼吸困难，直立位时呼吸困难加重而仰卧位时呼吸困难改善是其特点。患者肺部听诊多无明显异常体征。

13. 肝肺综合征的发病机制是什么？

氧气和血红蛋白亲和力改变；肺内血液分流；肺泡毛细血管弥散障碍；肺脏灌注 / 通气比例失调，以上 4 点使血流与吸入肺部的空气进行氧气与二氧化碳交换的能力降低，导致血氧降低，使患者缺氧，出现呼吸不适症状。

14. 肝肺综合征的常见病因有哪些？

各种原因引起的肝硬化是最常见的病因，主要原因为肝硬化时产生的一氧化氮增多，一氧化氮增加可使肺血管扩张，气体交换障碍；并且肝硬化的高动力循环状态缩短血流在肺内停留的时间，使氧气与二氧化碳交换时间缩短，进一步加重低氧血症。

15. 诊断肝肺综合征的检查有哪些?

对比增强超声心动图（首选）、肺血管造影（最准确）、动脉血气分析、^{99m} 锝人血清白蛋白聚合颗粒动态肺灌注成像、肺功能、胸部 X 线片 /CT。

16. 如何诊断肝肺综合征?

肝肺综合征的诊断主要是一种排除性诊断，所以要除外心肺部原发性疾病，如左心功能不全、阻塞性肺疾病、弥散功能障碍性肺疾病和胸腔积液、大量腹水所致的限制性通气障碍。其诊断主要依据：①门脉高压合并或不合并肝硬化；②氧合障碍（不吸氧状态下动脉血氧分压 < 70mmHg，肺泡氧分压差 > 15mmHg）；③肺血管扩张（对比增强超声心动图或 ^{99m} 锝人血清白蛋白聚合颗粒动态肺灌注成像提示肺内血管扩张有分流）。

17. 肝肺综合征治疗方法有哪些?

肝肺综合征的治疗：保护肝功能，降低门脉压力，减少胸腔积液、腹水，吸氧改善低氧血症。目前缺乏治疗的特效药物，肝移植是目前唯一确切有效的治疗方法。

18. 肝肺综合征患者肝移植术后怎么样?

有研究报道：术前血氧分压 < 50mmHg 的肝肺综合征患者，肝移植死亡率可高达 30%；而术前血氧分压 > 50mmHg 的肝肺综合征患者，肝移植死亡率仅为 4%。肝移植后的患者 5 年生存率为 76%，而不行肝移植的患者 5 年生存率仅为 23%。

（关崇丹）

第三节　电解质紊乱

1. 什么是电解质?

电解质是溶解于人体体液中的一类物质，分为有机电解质（如白蛋白）、无机电解质（如无机盐）两部分。形成无机电解质的主要离子包括钠离子、钙离子、镁离子、钾离子、氯离子、磷酸氢根离子、碳酸氢根离子。细胞外液中主要电解质为钠离子、氯离子、碳酸氢根离子；细胞内液中主要电解质为钾离子、磷酸氢根离子。

2. 电解质有什么作用?

电解质的成分和浓度对维持人机体内环境的稳定、保证新陈代谢的正常进行和各种生理功能的正常发挥起到非常重要的作用。当出现疾病和外界环境剧烈变化时,常会引起水、电解质紊乱,从而导致体液的容量、分布、电解质浓度和渗透压变化,如果不能及时纠正,常会引起严重后果,甚至危及生命。

3. 常见的电解质紊乱有哪些?

主要有钠、钾代谢紊乱,还有氯、钙、磷、镁代谢紊乱。肝硬化、肝衰竭的患者常见的电解质紊乱主要是低钠、低氯、低钾血症。

4. 血钠浓度的正常范围是多少呢? 钠代谢紊乱分哪几类?

(1) 血钠浓度的正常范围是 135 ～ 145mmol/L。

(2) 钠代谢紊乱分低钠血症、高钠血症。低钠血症常指血清钠离子的浓度 < 135mmol/L 的一种病理生理状态。高钠血症常指血清钠离子的浓度 > 145mmol/L 的一种病理生理状态。体内的钠总量、水含量都可影响血钠的浓度,高钠血症或低钠血症时与体内总钠量的多少无绝对相关,水代谢障碍时常常伴有或继发钠代谢障碍。

5. 低钠血症分哪几类?

常为分 4 类:①缺钠性低钠血症;②稀释性低钠血症,即水过多,血钠被稀释,血钠量可正常或增加;③转移性低钠血症,钠从细胞外转移至细胞内,血清钠减少;④特发性低钠血症,又称消耗性低钠血症,多见于恶性肿瘤、肝硬化晚期、营养不良、年老体衰及其他慢性疾病晚期,机制可能是因细胞内的水转移至细胞外所致。

6. 钠总含量减少的常见原因是什么?

主要有以下两种途径导致钠总含量减少。

(1) 经肾脏丢失:肾脏有排泄和重吸收的功能,药物或肾脏疾病致肾排泄钠增多或重吸收减少都可使血钠含量减少,引起低钠血症。常见的药物是利尿药,如呋塞米、氢氯噻嗪等。

(2) 经肾外丢失:消化道丢失,如呕吐、腹泻;皮肤丢失,大量出汗、大面积烧伤致皮肤渗出大量含钠体液;当有炎症形成大量胸腔积液和腹水时,水、钠离子从血液中转移至胸、腹腔中。

7. 低钠血症的临床表现有哪些？

慢性血钠降低约 125mmol/L 时，可出现疲乏、恶心、呕吐、食欲缺乏和表情淡漠、皮下软组织肿胀等表现；血钠降低 115 ～ 120mmol/L 时，可出现头痛、嗜睡甚至错乱等神经精神病症状；血钠降低约 110mmol/L 时，可发生抽搐或昏迷；急性（48 小时内）血钠降低＜ 108mmol/L 时，可致神经系统永久性损伤甚至死亡。

8. 高钠血症分哪几类？

高钠血症常分两类。

（1）潴留性高钠血症：即由体内血钠含量过高，钠排泄减少或摄入过多所致。

（2）浓缩型高钠血症：即失水过多，常伴钠量减少，但失水多过失钠，导致即便是总钠量减少，血钠浓度仍高于正常。

9. 高钠血症的临床表现有哪些？

高钠血症可表现为口干舌燥、尿量减少、血压降低、细胞脱水，如脑细胞严重脱水，可使脑体积减小，颅骨与脑组织之间空隙加大，血管过度牵拉导致脑出血，出现一系列中枢神经系统功能障碍，如嗜睡、头痛、肌肉抽搐、昏迷甚至死亡。

10. 如何防治血钠代谢紊乱？

防治原发疾病，去除病因，适量摄入水（每日生理需水量约每千克体重 30 ～ 40ml，合计每日饮水 500 ～ 1200ml，食物含水 700 ～ 1000ml）、钠（食盐是主要含钠的饮食物质，正常饮食为每日摄入 6 ～ 12g 食盐），合理应用影响水、钠代谢的药物。

11. 钾的正常代谢是怎样的？

天然食物含钾较丰富，常随食物每日摄入。90% 的钾通过肾脏经尿排出，10% 的钾经过汗液和粪便排出。

12. 机体中血钾主要起什么作用？

机体内血钾有维持细胞新陈代谢、保持细胞静息膜电位、调节细胞内外的渗透压及调控体内酸碱平衡等多种生理功能的作用。

13. 钾代谢紊乱分哪几类？

钾代谢障碍常分为两类：低钾血症、高钾血症。低钾血症较常见。

14. 血钾浓度的正常范围是多少？什么是低钾血症？

（1）血钾浓度的正常范围是 3.5 ～ 5.5mmol/L。

（2）低钾血症常指血清钾离子的浓度 < 3.5mmol/L 的一种病理生理状态。通常情况下，血钾浓度可反映体内总钾含量，但在少数异常情况下两者之间并不一定呈平行关系，即低钾血症的患者不一定体内缺钾。

15. 引起低钾血症的常见原因有哪些？

引起低钾血症的常见原因常分为三类：①钾摄入不足；②钾排出过多；③血清中细胞外的钾向细胞内转移，使血清钾浓度降低。

16. 钾排出过多的常见原因是什么？

主要有三种途径导致钾排出过多：①经肾脏丢失，肾脏疾病排钾过多，或其他疾病如 Cushing 综合征，也可增加钾经肾的排泄，一些药物，常见的如利尿药（如呋塞米、氢氯噻嗪等）、糖皮质激素；②经消化道丢失，如呕吐、腹泻；③皮肤丢失，大量出汗。

17. 引起钾从细胞外向细胞内转移的常见原因有哪些？

（1）某些疾病：常见的有碱中毒；少见的有一种遗传性疾病，称低钾性周期性麻痹。

（2）某些药物：胰岛素（过量使用胰岛素）；β 肾上腺受体激动药，如肾上腺素、沙丁胺醇等；其他，如叶酸、维生素 B_{12}。

（3）某些毒物，如钡中毒、粗制棉籽油中毒。

18. 低钾血症对机体的影响及临床表现是什么？

（1）使全身的肌肉收缩无力：患者自觉四肢疲乏，软弱，肠蠕动减弱，厌食、腹胀、便秘，重者可出现吞咽困难、呼吸困难甚至窒息死亡。

（2）影响心脏细胞的电活动：患者出现心律失常，常见心动过速，房性、室性期前收缩也常见，如严重低钾可出现心室扑动、心室颤动、心脏停搏，导致休克甚至死亡。

（3）影响细胞代谢障碍：萎靡不振、反应迟钝、嗜睡或昏迷等中枢神经系统障碍；肢体麻木、疼痛等感觉障碍；损伤肾脏肾小管上皮细胞，使患者出现夜尿增多、口渴多饮、蛋白尿等；改变机体内环境致酸中毒，患者恶心、呕吐、呼吸可出现深快。

19. 如何防治低钾血症？

（1）防治引起低钾血症的原发病，合理应用影响血钾代谢的药物，使机体内环境的酸碱度适中，尽快恢复饮食。

（2）补钾治疗。

20. 哪些食物中含钾较多？

①谷类；②肉类；③蔬菜，如马铃薯、辣椒、海带、紫菜、蘑菇、银耳；④一些豆制品，如黄豆、黑豆；⑤水果，如香蕉、橘子、橙子、柚子；⑥果脯，如无花果、桂圆、葡萄干；⑦茶类，如红茶、绿茶、花茶。

21. 如何补钾治疗及其注意事项是什么？

最好口服补钾，因为口服补钾比较安全，不会使血钾快速升高，如血钾上升过快致高血钾时，可影响心脏的收缩频率和电活动节律，出现心律失常，甚至死亡。但严重低钾血症也会出现严重不良后果。注意事项：应静脉补钾，但要注意补钾的速度，密切监测血钾变化，并要注意钾溶液的浓度，浓度过高刺激血管，可引起血管炎，使患者感到明显疼痛。

（关崇丹）

第四节　肝性脑病

1. 什么是肝性脑病？

急、慢性严重的肝功能失调或障碍，使内源性或外源性代谢产物，未能经肝脏的生物转化或首次通过作用代谢清除，以致在体内蓄积，影响中枢神经系统功能，出现以精神、神经症候群为主的肝脑综合征，称为肝性脑病。

2. 肝性脑病的常见病因是什么？

（1）导致肝功能严重障碍的肝脏疾病：各种原因引起的急性肝衰竭及肝硬化是肝性脑病的主要原因，占90%以上。

（2）门 - 体分流异常：患者存在明显的门 - 体分流异常，可伴或不伴有肝功能障碍。

（3）其他代谢异常：尿素循环的关键酶异常或其他任何原因导致的血氨升高，如先天性尿素循环障碍，均可诱发肝性脑病，而肝活组织检查证实肝组织学正常。

3.肝性脑病分几级?

一般分为 4 级。1 级：轻度认知障碍，欣快或抑郁，注意时间缩短，加法计算能力降低可引出扑翼样震颤。2 级：倦怠或淡漠，轻度定向异常（时间和空间定向），轻微人格改变行为错乱，语言不清，减法计算能力异常，容易引出扑翼样震颤。3 级：嗜睡到半昏迷，但是对语言刺激有反应，意识模糊，明显的定向障碍,扑翼样震颤可能无法引出。4 级:昏迷(对语言和强刺激无反应)。

4.肝性脑病有哪几种类型?

按肝病类型可将肝性脑病分为 A、B 和 C 型 3 种类型。A 型肝性脑病发生在急性肝衰竭基础上，多无明显诱因和前驱症状，常在起病数日内由轻度的意识错乱迅速陷入深昏迷，甚至死亡，并伴有急性肝衰竭的表现，如黄疸、出血、凝血酶原活动度降低等，其病理生理特征之一是脑水肿和颅内高压。B 型肝性脑病由门 - 体分流所致，无明显肝功能障碍，肝活组织检查证实肝组织学结构正常。C 型肝性脑病患者除脑病表现外，还常伴有慢性肝损伤及肝硬化等肝脏基础疾病的表现。

5.肝性脑病临床症状和体征有哪些?

肝性脑病，临床表现有记忆力减退、思维迟钝、智能障碍、动作呆板及一定的精神异常。发作性肝性脑病早期的特征为性格改变、语无伦次、昼夜睡眠颠倒及扑翼样震颤阳性，晚期的特征为昏睡或昏迷。体征有肌张力增高、腱反射亢进、踝阵挛或巴宾斯基（Babinski）征阳性等神经系统异常表现。

6.什么情况下容易出现肝性脑病?

各型肝衰竭均易出现肝性脑病。肝硬化失代偿期患者也是肝性脑病的主要发病人群，其中门静脉侧支循环形成者、TIPS 术后患者、素有便秘者、消化道出血后淤血停留体内者、感染者、电解质紊乱者均易出现肝性脑病。

7.肝性脑病的诱因有哪些?

常见肝性脑病的诱发因素包括消化道出血、感染（特别是自发性腹膜炎、尿路感染和肺部感染）、电解质及酸碱平衡紊乱（如脱水、低血钾、低血钠）、大量放腹水、过度利尿、进食蛋白质过多、便秘、TIPS 和使用安眠药等镇静类药物。

8. 肝性脑病的常用检查方法有哪些？

最简便的实验室方法是血氨的检测，肝性脑病多有血氨增高，且可初步与其他引起神经精神异常的疾病相鉴别。显性肝性脑病患者往往有临床症状和体征，如情绪改变，睡眠颠倒，定向力、记忆力、计算力的下降，扑翼样震颤阳性等（具体详见问题 3 肝性脑病分几级）。

9. 影像学检查在肝性脑病诊断中的意义是什么？

头颅 CT 和 MRI 等影像学检查主要用于排除脑血管意外、脑肿瘤等其他导致神经精神状态改变的疾病；腹部 CT 或 MRI 有助于肝硬化及门 - 体分流的诊断。

10. 什么是扑翼样震颤？

扑翼样震颤是由于既有基底核病变又有小脑性共济失调而引起。此种震颤粗大，节律稍慢，通常呈对称性，累及上肢及下肢，肌张力高低可变。当患者平伸手指及腕关节时，腕关节突然屈曲，然后又迅速伸直，加上震颤多动，类似鸟的翅膀在扇动，故称扑翼样震颤。多见于代谢性疾病，如肝豆状核变性、肝昏迷及尿毒症等；也见于呼吸衰竭时肺性脑病。

11. 血氨是如何产生的？

体内各组织各种氨基酸分解代谢产生的氨及由肠管吸收进来的氨进入血液可形成血氨。血氨正常值为 18 ～ 72 μmol/L（各医院化验室标准值可能会有所不同）。

血氨产生的途径有肠道产氨、肾脏泌氨、肌肉产氨等。正常人每日可产氨 4g，大部分是由血液循环弥散至肠道的尿素经肠菌的尿素酶分解产生，小部分是由食物中蛋白质被肠菌的氨基酸氧化酶分解产生。机体可通过合成尿素、谷氨酸、谷氨酰胺，以及经肾脏排出、肺脏呼出清除多余的氨来保持体内含量稳定。肝衰竭时，肝合成尿素能力下降，或因门 - 体侧支循环，肠道产氨增多直接进入体循环，使血氨增高。

（1）内源性：体内代谢产生的氨称为内源性氨，主要来自氨基酸的脱氨基作用，部分来自肾小管上皮细胞中谷氨酰胺分解产生的氨。胺类的分解也可产生氨。

（2）外源性：由消化道吸收入体内的氨称为外源性氨。它包括：①肠道内未被消化的蛋白质和未被吸收的氨基酸，经肠道细菌作用产生的氨；②血中尿素扩散到肠道，经细菌尿素酶作用水解生成的氨。

12. 静脉血和动脉血的血氨是否相同？

动脉血氨含量为静脉血氨的 0.5 ～ 2 倍，空腹动脉血氨比较稳定可靠。

13. 肝衰竭患者血氨为什么会升高？

主要是因为生成过多和（或）代谢清除过少。生成过多可以是外源性的，摄入过多含氮的食物或药物，在肠道内转化为氨；也可以是内源性的，如肾前性氮质血症时血中大量尿素扩散到肠腔，转变为氨，再进入血液。肝衰竭时，由于胃肠蠕动和分泌减少，消化吸收功能下降，肠内菌群紊乱，其所分泌的与氨基酸代谢有关的酶和尿素酶增加，影响尿素肠肝循环，使外源性产氨增多。另外，门 - 体分流存在时，肠道的氨未经肝脏解毒而直接进入体循环，亦可使血氨升高。此外，肝性脑病患者昏迷前，可出现明显的躁动不安、震颤等肌肉活动增强的症状，肌肉中的腺苷酸分解代谢增强，使肌肉产氨增多。如果患者由于通气过度，造成呼吸性碱中毒或应用了碳酸酐酶抑制剂利尿，则由于肾小管腔中 H^+ 减少，生成 NH_4^+ 减少，而 NH_3 弥散入血增加，也可使血氨增高。

14. 肝性脑病时血氨一定会升高吗？

不一定。慢性肝病尤其是门 - 体分流性肝性脑病患者多有血氨升高，但急性肝衰竭所致的脑病，血氨多正常。

15. 肝性脑病时血氨与病情严重程度成正比吗？

血氨升高程度与病情严重程度不完全成正比，多项实验并未证实两者之间存在正比关系。

16. 消化道出血的患者为什么要及时清除肠道积血？

如果合并上消化道出血，肠道内血液蛋白质大量增多（100ml 血液含 20g 蛋白质），被肠道细菌的氨基酸氧化酶分解产生大量氨，会引起或加重肝性脑病。

17. 肝性脑病患者如何进餐及选择蛋白质饮食？

肝性脑病患者每日需要能量为 35 ～ 40kcal/kg，每日的蛋白质摄入量按理想体重计算为 1.2 ～ 1.5g/kg。患者出现显性肝性脑病症状和体征时应该暂时减少或停止蛋白质饮食。如病情好转后可逐步增加蛋白质，顺序依次为植物蛋白、牛奶、鸡蛋，肉类不作为首选对象。进食量应由少到多，在无病情加重的前提下每日增加 10g 蛋白质，直至正常需要量。进餐时间应在 24 小时均匀分布，甚至在深夜亦鼓励进食碳水化合物，少食多餐，这样可减少蛋白质的消耗及摄入需求。对于不耐受正常饮食蛋白质的患者应补充支链氨基酸。

18. 家属如何早期发现患者发生肝性脑病？

对肝硬化失代偿期患者或既往有肝性脑病史的患者，如出现睡眠颠倒，记忆力、计算力下降，不能明确所处位置等现象时要怀疑肝性脑病。此外，患者如有性格改变、行为异常时也要及时就医。

19. 院外如何预防肝性脑病？

（1）保持大便畅通，防治便秘，可给予乳果糖、酚酞片、番泻叶、大黄、山梨醇、硫酸镁等酌情口服，也可给予开塞露塞肛，必要时给予清洁灌肠。

（2）注意蛋白质摄入量及摄入种类，来源不同的蛋白质致昏迷的趋势有所不同，动物蛋白致脑病的作用最大，牛乳蛋白次之，植物蛋白最小，要均衡蛋白质成分。

（3）避免过多服用利尿药导致电解质失衡、低血容量。

（4）避免不洁饮食，进食新鲜食物。

（5）避免低血糖，夜间应加餐，24 小时内热量摄入平均分布。

（6）预防和控制各种感染：如肠道感染、原发性细菌性腹膜炎、坠积性肺炎、褥疮感染及败血症等，常是肝性脑病的重要诱因，应及时合理地给予抗感染治疗。

（7）预防并及时治疗消化道出血：预防门静脉高压合并上消化道出血最根本的办法是降低门静脉高压或治疗食管 - 胃底静脉曲张，一旦出现上消化道出血应及时给予止血，并及时清除胃肠道积血。

（8）避免应用镇静药、安眠药等药物。

20. 肝性脑病时为何用乳果糖？

肝性脑病时血氨升高，游离的 NH_3 有毒性，且能透过血 - 脑屏障，NH_4^+ 呈盐类形式存在，相对无毒，不能透过血 - 脑屏障。NH_3 与 NH_4^+ 的互相转化受 pH 梯度改变的影响。当结肠内 pH > 6 时，NH_3 大量弥散入血；pH < 6 时，则 NH_4^+ 从血液转到肠道，随粪排出。口服乳果糖或者应用乳果糖保留灌肠，均可降低肠道 pH，促进 NH_4^+ 的生成以降低血氨。

21. 发生可疑肝性脑病后入院前家属可做哪些事情?

（1）肝性脑病轻症患者可给予乳果糖口服以通便、酸化肠道；重症患者应卧床休息，床头抬高 30°，给予头部降温等处理。

（2）饮食上应禁食蛋白类食物。

（3）昏迷者应侧卧避免误吸；不能排除心脑血管意外导致的昏迷时，不要随意大幅度搬动。

（4）如患者既往有糖尿病病史，出现意识不清等症状应排除低血糖或高血糖表现，可应用家庭血糖仪急测血糖，初步判断是否存在上述情况。

（刘晓燕）

第五节　消化道出血

1. 什么是呕血?

由于上消化道（食管、胃、十二指肠、胃空肠吻合术后的空肠、胰腺、胆道）急性出血所致称呕血，即上消化道出血。但也可见于某些全身性疾病。在确定呕血之前，必须排除口腔、鼻、咽喉等部位的出血及咯血。

2. 什么是便血?

屈氏韧带以下的消化道（包括空肠、回肠、结肠与直肠）称下消化道。上述部位的病变引起的出血称便血，即下消化道出血，表现为血液由肛门排出，或者血液与粪便一同排出，血色多呈鲜红或暗红。

3. 什么是隐血试验? 其阳性意义是什么?

大便隐血试验是测定消化道出血的一种方法，主要用于检验肉眼不可见的少量出血，也称邻甲联苯胺法（OBT）。消化道出血 5ml 以上即为阳性。在消化道溃疡性出血时呈间断性阳性而消化道癌症时呈持续性阳性，因此可作为良、恶性出血的一种鉴别。阳性还见于肠结核、溃疡性结肠炎、结肠息肉、钩虫病、肾出血综合征等。

4. 如何评估出血量?

粪便隐血试验阳性提示每日消化道出血 ＞5 ～10ml；黑便提示出血为 50 ～100ml；呕血提示出血 250 ～300ml；出现全身症状提示可能出血 400 ～500ml；周围循环衰竭提示出血＞1000ml。

5. 上消化道出血和下消化道出血如何鉴别？

（1）出血方式：呕血伴有便血，提示上消化道出血；单纯便血者提示下消化道出血。

（2）血便颜色：颜色越深，出血部位越高。黑便、柏油样便及隐血便多提示上消化道出血；而暗红特别是鲜红色血便多为下消化道出血。

（3）大便性状：血量多、粪质少、血与粪便均匀混合者，多为上消化道出血；而血液附在粪便表面或大便时滴血者为下消化道出血。

（4）伴随症状：便血伴有急性上腹痛或节律性上腹疼痛、胃灼热、反酸者，多为上消化道出血；便血伴有急性下腹痛、脐周痛或里急后重者，多为下消化道出血。

（5）病因病史：既往有溃疡病、胃炎及肝病史者，提示上消化道出血；无上述病史者，应考虑下消化道出血。

6. 上消化道出血的诊断方法是什么？

临床表现是呕血及黑便，出血 12～24 小时进行食管胃十二指肠镜（简称胃镜）检查是诊断上消化出血的可靠方法。内镜下可见曲张静脉活动性出血（渗血、喷血），在未发现其他部位有出血病灶但有明显静脉曲张的基础上发现有血栓头也可提示为近期出血，还可以见到胃黏膜糜烂出血，胃、十二指肠溃疡或肿瘤出血等。

7. 便血一定是下消化道出血吗？

便血不一定全部是下消化道出血。当上消化道病变出血，如出血量大、速度快，血液在肠腔停留时间短时，也可表现为肛门排出暗红甚至鲜红色血便。

8. 肝衰竭患者为什么容易并发出血？

肝衰竭患者由于凝血因子合成能力降低，同时凝血因子和血小板消耗增多，并发出血的风险很高，以上消化道出血最常见。

9. 肝硬化患者为什么会出现消化道出血？

（1）与食管 - 胃底静脉曲张破裂有关：肝硬化时因门脉高压导致食管 - 胃底静脉曲张，在某些诱因下破裂出血，是肝硬化常见的并发症之一。其特点为出血量大，来势凶猛。如不及时采取有效措施，可导致患者死亡。

（2）与消化性溃疡有关：肝硬化时因黏膜微循环障碍、胃酸、内毒素血症、肝功能损害及感染等因素易发生消化性溃疡，易引起出血。

（3）与反流性食管炎有关：肝硬化腹水患者，食管下端括约肌的功能降低，大量腹水时更易发生食管反流，是导致上消化道出血的原因之一。

（4）与肝衰竭有关：肝衰竭患者由于凝血机制差，机体抵抗能力差，且常常伴随有肝硬化，更容易并发消化道出血。

10. 食管静脉曲张破裂出血特点是什么？

多数以突然大量呕血、继之柏油样便为主要表现，其特点为出血量大，来势凶猛，常引起失血性休克或诱发肝性脑病，如不及时采取有效措施，可导致死亡。

11. 食管静脉曲张有哪些分级？

轻度（G1）：食管静脉曲张呈直线形或略有纡曲，无 RC 征（红色征）。中度（G2）：食管静脉曲张呈直线形或略有纡曲，有 RC 征或食管静脉曲张呈蛇形纡曲隆起但无 RC 征。重度（G3）：食管静脉曲张呈蛇形纡曲隆起且有 RC 征或食管静脉曲张呈串珠状、结节状或瘤状（不论是否有 RC 征）。

12. 食管静脉曲张再出血的危险因素有哪些？

肝硬化 Child-Pugh C 级、门静脉血栓或癌栓、重度静脉曲张（直径 > 20mm）或伴 RC 征、血泡征是食管静脉曲张再出血的高危因素。

13. 上消化道出血的治疗方法有哪些？

（1）一般处理：肝硬化急性食管 - 胃底静脉曲张大量出血者，早期治疗主要为纠正低血容量休克、防止胃肠道出血相关并发症（感染、电解质酸碱平衡紊乱、肝性脑病等）、有效控制出血、监护生命体征和尿量，有条件者入住重症监护病房（ICU）。少量出血、生命体征稳定的患者可在普通病房密切观察。

（2）药物治疗：急性食管 - 胃底静脉曲张出血，生长抑素及其类似物、特利加压素均推荐作为一线治疗方法，疗程为 3 ～ 5 天；抗生素可降低再出血率；质子泵抑制剂可提高止血成功率、减少内镜治疗后溃疡及近期再出血率；生长抑素及其类似物、特利加压素辅助内镜治疗，可提高内镜治疗的安全性和效果，降低内镜治疗后近期再出血率，一般应用不超过 72 小时。

（3）五腔四囊管压迫止血：可作为药物或内镜治疗失败或无条件进行内镜 / TIPS 治疗（经颈静脉肝内门静脉分流术）的挽救治疗方法（应在药物或内镜治疗失败后即使用，在血流动力学稳定后行 TIPS 或再次内镜下治疗）。

（4）内镜下止血治疗：急诊内镜下硬化剂注射、套扎术及内镜下组织胶注射止血术常用于此类患者的急诊止血治疗，急诊止血成功率可达80%。急诊内镜下治疗方法选择的主要依据是曲张静脉的直径。其治疗的目的是使曲张静脉消除或基本消失。治疗后容易形成食管溃疡、狭窄、穿孔、纵隔炎等并发症。

（5）TIPS治疗：TIPS可通过支架将门静脉直接与肝静脉沟通架桥，使门静脉血流能直接通过支架流入肝静脉，以达到减轻门脉高压的效果，从而也减少了慢性肝衰竭患者因门脉高压导致的消化道出血的风险。该治疗方法常适用于食管 - 胃底静脉曲张破裂大出血药物及内镜下治疗疗效不佳的患者。药物治疗失败者，根据医院现有的技术条件和医生的经验，早期实施内镜或TIPS治疗。对于 Child-Pugh B 级或 < 14 分的 C 级患者，在行最初的内镜或药物止血后72小时（最好24小时内）可考虑行 TIPS 治疗。

（6）外科手术治疗：外科急诊手术仅作为药物和内镜治疗失败的挽救治疗措施之一，而没有证据支持外科手术作为 TIPS 治疗失败的挽救治疗。Child-Pugh A/B 级患者，药物或内镜治疗失败者，早期外科手术仍是控制急性食管 - 胃底静脉曲张出血的有效方法。

14. 内镜治疗的目的及方法是什么？

内镜治疗的目的是控制肝硬化急性食管静脉曲张出血及尽可能使静脉曲张消失或减轻，以防止其再出血。内镜治疗包括内镜下套扎、内镜下硬化剂注射及钳夹法或组织黏合剂注射治疗胃静脉曲张。

15. 内镜治疗的禁忌证是什么？

内镜治疗的禁忌证：①有上消化道内镜检查禁忌；②未纠正的失血性休克；③未控制的肝性脑病，患者不配合；④患方未签署《知情同意书》；⑤伴有严重肝、肾功能障碍，大量腹水患者。

16. TIPS 治疗的适应证有哪些？

存在高风险治疗失败的患者，如 Child-Pugh C（< 14 分）或 B 级合并活动性出血的患者；食管静脉曲张大出血常规药物及内镜下治疗效果不佳；终末期肝病等待肝移植术期间静脉曲张出血等。

17. TIPS 治疗的禁忌证有哪些？

TIPS 的禁忌证：①重要脏器（心、肺、肾等）功能严重障碍者；②难以纠正的凝血功能异常；③未能控制的全身炎症反应综合征，尤其是存在胆系感染者；④肺动脉高压存在右心衰竭者；⑤反复发作的肝性脑病；⑥多囊肝或多发性肝囊肿（容易导致囊腔内出血）；⑦肝癌合并重度静脉曲张；⑧门静脉海绵样变性。

18. 什么情况下输浓缩红细胞？

（1）收缩压＜ 90mmHg，或者基础收缩压降低幅度＞ 30mmHg。

（2）心率增快（＞ 120 次 / 分）。

（3）血红蛋白（Hb）＜ 70g/L 或者血细胞比容＜ 25%。输血量以使血红蛋白达到 70g/L 左右为宜。

19. 如何判断血容量已恢复？

有效血容量恢复的指征：①收缩压 90 ～ 120 mm Hg；②脉搏＜ 100 次 / 分；③尿量＞ 17ml/h；④临床表现为神志清楚 / 好转，无明显的脱水貌。

20. 什么情况下提示出血未控制？

①在药物治疗或内镜治疗后≥ 2 小时，出现呕吐新鲜血液或鼻胃管吸出超过 100ml 新鲜血液；②发生失血性休克；③未输血情况下，在任意 24 小时期间，血红蛋白下降 30g/L（血细胞比容降低约 9%）。

21. 如何判断患者出现再出血？

出血控制后再次有临床意义的活动性出血事件（呕血、黑便或便血；收缩压降低＞ 20mmHg 或心率增加＞ 20 次 / 分；在没有输血的情况下血红蛋白下降＞ 30g/L）。早期再出血：出血控制后 72 小时至 6 周出现活动性出血。迟发性再出血：出血控制 6 周后出现活动性出血。

22. 消化道出血患者饮食应该注意什么？

出血期间禁食、水，出血停止 2 ～ 3 天后方可进食。应按照流食—半流食—软食顺序进食。以高热量、高蛋白、高维生素、适量脂肪、无刺激、质软易消化、富含营养的食物为主；饮食不宜过饱，以八分饱为宜，少吃多餐，进餐时宜细嚼慢咽。禁食粗糙、辛辣及刺激性食物：肝硬化患者由于有食管静脉曲张出血，应特别注意避免坚硬粗糙的食物，以免诱发出血；辛辣、香燥、油煎等食品可损伤胃肠黏膜，有引起上消化道出血的可能。

平时禁烟、酒、浓茶、咖啡。酒中的酒精主要通过肝脏代谢，对肝脏的损伤较大，会影响凝血因子的合成，极易诱发上消化道出血。烟叶中的有害成分对消化道黏膜有较大的刺激作用，容易导致消化道黏膜发炎，造成幽门及食管下端括约肌功能紊乱，以致胆汁及胃内容物反流，加重病情。

23. 何为消化道出血的一级预防治疗？

对于未发生过消化道出血的肝硬化失代偿期患者，因其存在门静脉压力增高及不同程度的食管 - 胃底静脉曲张，尤其是合并有 RC 征的患者，其首次出血的年发生率为 5% ～ 15%，对此类患者首次出血的预防治疗称为一级预防治疗。一级预防的目的是防止曲张静脉形成和进展、预防中 - 重度曲张静脉破裂出血，防止并发症的发生，提高生存率。

24. 一级预防的方法及时机是什么？

一级预防的主要方法包括口服非选择性 β 受体阻滞药和内镜下曲张静脉套扎术。

轻度食管静脉曲张若为 Child-Pugh B/C 级或 RC- 征阳性，推荐使用非选择性 β 受体阻滞药预防首次静脉曲张出血。出血风险不大时，不推荐使用非选择性 β 受体阻滞药。

中、重度食管静脉曲张、出血风险较大者（Child-Pugh B/C 级或 RC 征阳性），推荐使用非选择性 β 受体阻滞药或食管静脉套扎术预防首次静脉曲张出血。出血风险不大者，首选非选择性 β 受体阻滞药，对非选择性 β 受体阻滞药有禁忌证、不耐受或依从性差者可选食管静脉套扎术。

内镜下硬化剂治疗、各种外科手术和 TIPS 治疗及食管静脉套扎术联合非选择性 β 受体阻滞药的同时不推荐用于一级预防。

25. 何为消化道出血的二级预防治疗？

预防食管静脉曲张再次出血，称二级预防。食管静脉曲张出血停止后的患者再次出血和死亡的风险很大。对于未进行二级预防治疗的患者，1 ～ 2 年再出血率高达 60%，病死率达 33%。二级预防非常重要。

26. 二级预防的措施有哪些？

二级预防措施主要包括药物治疗、内镜治疗、外科或放射介入治疗。

对于未接受一级预防的患者，二级预防可选非选择性 β 受体阻滞药或内镜单独治疗。对于已接受非选择性 β 受体阻滞药一级预防应答差或不能耐受者，可改为内镜治疗。如果内镜或外科手术治疗不可及，可以联合应用单硝酸异山梨酯。

27. 二级预防的目的及时机是什么？

目的：根除食管静脉曲张，减少再出血率及病死率。时机：既往有食管静脉曲张出血史或急性食管 - 胃底静脉曲张破裂出血 5 天后开始二级预防治疗。

28. 肝硬化患者胃镜检查的频率如何？

初次确诊肝硬化的患者均应常规行胃镜检查以筛查其是否存在食管 - 胃底静脉曲张及其严重程度。建议无静脉曲张的代偿期肝硬化患者每 2 年检查 1 次胃镜，有轻度静脉曲张患者每年检查 1 次胃镜，失代偿期肝硬化患者 0.5 ～ 1 年检查 1 次胃镜。

29. 非选择性 β 受体阻滞药预防消化道出血的原理及应用方法是什么？

非选择性 β 受体阻滞药可通过阻断 $β_1$ 受体，使心率减慢，心排血量降低；也可阻断内脏血管 $β_2$ 受体，减少门静脉和侧支血流。

普萘洛尔起始剂量为 10mg、每日 2 次，可渐增至最大耐受剂量；卡维地洛起始剂量为 6.25mg、每日 1 次，如耐受可于 1 周后增至 12.5mg、每日 1 次；纳多洛尔起始剂量为 20mg、每日 1 次，渐增至最大耐受剂量。

30. 如何判定非选择性 β 受体阻滞药预防消化道出血是否有效？

口服非选择性 β 受体阻滞药应答达标的标准：肝静脉压力梯度（HVPG）≤ 12mmHg 或较基线水平下降≥ 10%。应用普萘洛尔或纳多洛尔的患者，若不能检测 HVPG 应答，则应使静息心率下降到基础心率的 75% 或静息心率达 50 ～ 60 次 / 分。

31. 非选择性 β 受体阻滞药是否可以停药？

停用受体阻滞药后可增加出血的风险，因此，患者可在耐受的情况下无限期地服用该类药物。

（刘晓燕　乔　艳）

83

第六节 感染与感染性休克

1. 肝衰竭患者为什么容易出现感染？

肝衰竭患者细菌或真菌的感染率可高达 80%。主要缘于患者免疫功能的异常和机体抵抗力的下降。在我国，慢性乙型肝炎肝衰竭患者多在肝硬化基础上出现慢加急性或慢性肝衰竭，患者长期免疫功能低下。在肝衰竭时，肝内网状内皮系统受损、巨噬细胞吞噬功能及白细胞黏附、趋化与吞噬功能降低，补体成分合成不足，使宿主对细菌的易感性增加。同时，由于血浆纤维连接蛋白缺陷、Kupffer 细胞功能下降，防御肠道细菌入侵及清除细菌的能力降低，使肠源性感染增加。此外，肝衰竭、患者卧床时间长、长期应用抗生素，有的应用激素治疗免疫受抑制，使得并发感染的概率大大增加。

2. 肝衰竭患者容易出现哪些感染？

并发感染是肝衰竭常见的并发症，常见的感染有原发性腹膜炎（腹腔感染）、肺炎（肺部感染）、败血症（血液感染）、胆道感染、泌尿系统感染、肠道感染等。

3. 肝衰竭患者感染的危险因素有哪些？

肝衰竭患者感染的危险因素较复杂，如年龄超过 60 岁、住院超过 1 个月、使用激素、有糖尿病等慢性疾病基础及护理不好等为重要危险因素。对这些患者更要提高警惕，一旦出现发热等相应症状，及时给予处理。

4. 感染常见症状有哪些？

（1）腹膜炎：发热、腹痛、腹泻等。肺炎：发热、咳嗽、咳痰等。

（2）败血症：发热、畏寒、寒战等。

（3）胆囊炎：发热、腹痛、恶心、呕吐等。感染严重者可导致出现感染性休克。

5. 感染对肝病患者的病情有什么影响？

肝衰竭患者严重感染往往使病情恶化，直接影响患者的预后，甚至直接导致患者死亡。有文献报道，并发感染的慢加急性肝衰竭患者的病死率高达 74.5%。继发严重感染可引起的全身炎症反应综合征（SIRS），不仅本身加重肝衰竭，而且促成肝衰竭患者进一步发生多器官功能衰竭。有研究认为，感染是导致肝衰竭患者病情加重并最终发展为多器官功能衰竭的始动原因。此外，急性肾损伤（AKI）是肝衰竭患者的严重并发症，在并发感染时，特别是脓毒血症休克患者中，AKI 的发生率可高达 64.4%。临床较常见的侵袭性肺部真菌感染，起病隐匿，进展迅速，可迅速导致呼吸功能衰竭和肝功能恶化，对肝衰竭患者是致命的。

6. 如何早期诊断肝衰竭患者并发感染?

肝衰竭并发细菌感染的特点是条件致病菌居多，起病隐匿，常无先兆，早期临床表现不典型，待临床症状显现时，感染已经较严重，治疗难度加大。因此，根据临床经验及早发现细菌感染的迹象尤为重要。一般来说，在肝衰竭患者病程中出现以下情况应高度警惕细菌感染：血常规检查白细胞及中性粒细胞较基础值升高，并有逐渐升高的趋势；腹水突然增加；利尿效果差；腹部出现压痛及反跳痛；病情好转后又不明原因的加重；留置各种导管者出现畏寒、发热；口腔出现类似"鹅口疮"样表现；腹泻，腹部不适、坠胀甚至里急后重；不明原因的腹痛、腹胀、尿量减少；不明原因的反复低热等。

7. 如何确认肝衰竭并发感染的病原体?

感染的病原学诊断对指导治疗相当重要，医师可根据不同的病原菌采用不同的抗菌药。肝衰竭并发感染的病原菌有一定的规律性，医师可以借鉴以采取经验性治疗，但是病原学的确认必须进行相关检测才能明确，因此在高度怀疑感染的情况下，患者应该积极配合医师进行病原学标本的采集（抽血、腹水、胸腔积液等）。革兰阴性菌的感染在腹腔感染、泌尿道感染及下呼吸道感染中占有重要的地位。院内获得性肺炎以革兰阴性杆菌为主；胆道感染、尿路感染最常见的致病菌为大肠埃希菌；细菌性肠炎的致病菌以痢疾杆菌常见，肺部真菌感染以白色念珠菌多见，其次是烟曲霉菌。

8. 肝衰竭患者肺部常见的感染有哪些?

肝衰竭患者由于机体抵抗能力差，肝硬化的患者可能还伴有肝肺综合征，有的患者应用激素治疗等，极其容易出现肺部感染。肺部感染常见有细菌感染、病毒感染、真菌感染。

9. 肝脏疾病并发真菌感染主要有哪些?

在肝脏疾病中以口咽和肺部发生真菌感染较为多见。各部位的感染均以念珠菌属最为常见，尤以口咽部为高，而曲菌属则在血液和肺脏中发生的比例为高。念珠菌属中仍以白色念珠菌引起的感染最为常见，但非白色念珠菌等有逐渐增多的趋势，使得抗真菌治疗更加困难。曲菌属以烟曲霉菌最为常见，容易引起肺部真菌感染，俗称"霉肺"。"霉肺"治疗较困难，疗程较长，费用极高，因此预防真菌感染极为重要。

10. 肺部感染如何诊断？

肝衰竭患者的肺部感染发病率可高达 40%～50%，主要依靠症状、体征、检验及影像学检查进行诊断。患者可出现发热、咳嗽、咳痰等症状。听诊可闻及湿啰音。化验可出现血常规异常（常见白细胞升高）、降钙素原及 C 反应蛋白升高；真菌感染可出现 G 试验、GM 试验异常。胸片检查或 CT 检查出现异常，影像学检查是常用的诊断辅助方法。

11. 什么是感染性休克？

感染性休克是肝衰竭患者的严重并发症，是指同时存在严重感染及相关的低血压，即收缩压低于 90mmHg 或较原基础值下降的幅度超过 40mmHg。严重感染和感染性休克是疾病动态发展的不同阶段，两者紧密相连，是严重感染合并有心血管功能衰竭的一种状态，需要紧急救治，病死率较高。

12. 感染性休克的治疗原则是什么？

感染性休克的治疗原则：①病因治疗，通过经验性抗感染治疗及时控制感染源，达到根除感染的病因；②充分的液体复苏，避免由低灌注引起的危及生命的急性器官功能衰竭；③持续性多器官系统的功能支持，尽最大可能地保护器官功能免受损伤。

13. 严重感染或感染性休克如何选择抗生素治疗？

早期采用合适的抗生素治疗可使病死率降低。一般情况下，医生在诊治严重感染或感染性休克时，初期无法准确判断感染的菌种和部位，只能根据经验性抗生素的使用原则进行早期经验性抗感染治疗。一般来讲，经验性抗感染治疗需考虑以下几个因素：①要注意排查真菌感染、G$^+$细菌感染及耐药菌感染；②不同医院、科室或地区病原种类的分布不同；③院内感染与社区感染主要致病菌也有差别；④既往应用抗生素患者病原菌耐药可能性增大；⑤患者既往基础疾病对感染的影响等。

为了使抗生素应用更准确，一旦出现感染可能，医师要积极进行病原学的检查（血培养、腹腔穿刺等），甚至反复检查，以利于培养出细菌后进行细菌的药敏试验，指导抗生素的应用，2～5 天后如果能获得细菌学检查结果，则可根据这些资料调整抗感染治疗方案，因此患者需要积极配合进行病原学的检查。

14. 肝衰竭患者如何预防肺部感染？

（1）多拍背：使患者肺通气良好，防治细菌滋生。

（2）多咳嗽：患者感觉有痰液时要及时咳出，防治痰液蓄积感染。

（3）多漱口：保持口腔清洁，预防口腔的细菌，特别是真菌滋生，然后下移至肺部。

（4）多观察：注意观察口腔是否有白膜（可能出现口腔真菌感染），观察痰液的颜色、性状，观察体温等。

（5）规范应用抗生素及激素治疗。

15. 医护人员及陪护如何做好预防感染的工作？

为降低肝衰竭继发感染的危险因素，要加强医务人员对继发感染的重视，严格执行无菌操作；加强支持治疗，增加患者抵抗力，重视病原体的培养和药敏试验；合理使用抗生素，应严格掌握用药和停药的指征、时机、剂量及疗程；减少侵袭性操作；做好肝衰竭患者口腔、皮肤、置管、饮食等的护理。

（游绍莉　田　华）

第 6 章

肝衰竭的预防及预后

1. 什么样的患者应注意发生肝衰竭?

在肝病发展的每一个阶段及各种病因的肝病,患者都有发展为肝衰竭的可能。因此,预防肝衰竭的发生是所有肝病患者都需要注意的问题。

2. 如何预防肝衰竭的发生?

在预防肝衰竭发生方面主要注意以下几个方面:①既往没有肝病基础的患者,注意预防各种肝病的发生,一旦肝病发生,早期诊断、早期治疗是防治的关键;②如果存在肝病基础,如慢性乙型肝炎,患者需要按照医嘱定期复查,按时服药,特别是防止自行停用抗病毒药物,导致病毒反弹,病情加重;③一旦发现肝病症状较重,肝功能异常明显,特别是黄疸指数升高,建议转诊专科医院就诊,以免耽误病情;④平素用药或膳食等,注意避免肝损害药物或食物的应用;⑤生活规律有节制,避免大量饮酒、过度悲伤、过度运动等。

3. 老年肝衰竭患者病情是不是更严重?

老年人器官功能低下,肝脏储备能力差,免疫力下降,发生肝衰竭容易出现多种并发症,因此老年肝衰竭患者救治成功率稍低。

4. 肝性脑病的出现是不是意味着肝衰竭加重了?

可以这么说。肝性脑病是严重肝病引起的、以代谢紊乱为基础的中枢神经系统功能失调的综合征,其主要临床表现是意识障碍、行为失常和昏迷。当肝衰竭患者出现 2 级以上的肝性脑病,意味着肝衰竭出现了严重的并发症,加重了病情。

5. 肝衰竭患者出现肝肾综合征是不是提示肝衰竭加重了？

肝肾综合征是指在严重肝病时发生的功能性急性肾衰竭。肝肾综合征是肝衰竭最严重的并发症之一，肝肾综合征的出现意味着预后差、死亡率高，但是现在肝肾综合征并非不可治疗。早期肾损害的及时发现与处理，可以预防肝肾综合征的出现，同时新的药物的出现如特利加压素，有助于治疗肝肾综合征。

6. 肝衰竭和肝癌哪个严重？

肝衰竭和肝癌是两个疾病，没法直接比较。晚期肝癌平均生存期为 3～6 个月。急性肝衰竭死亡率高达 90%，很难救治成功，慢加急性肝衰竭的死亡率约为 50%，而慢性肝衰竭短期生存率较高，但长期生存率低。

7. 女性肝衰竭患者是不是治疗效果好？

有学者报道女性肝衰竭患者的治疗效果及预后优于男性，但是目前大多数报道提出肝衰竭患者的性别与存活率及死亡率无关，但是不同病因的肝衰竭男女占比不同，乙型肝炎相关肝衰竭、酒精性肝衰竭以男性多年，而药物性肝衰竭、自身免疫性肝衰竭以女性多见。

8. 肝衰竭总体预后怎样？和哪些因素有关？

不同病因、不同分型的肝衰竭预后有差异，最常见的乙型肝炎慢加急性肝衰竭 6 个月生存率大约为 56%，不明原因及自身免疫性肝衰竭预后最差。肝衰竭的预后与患者的年龄、有无胆酶分离、有无肝硬化基础、有无并发症（尤其是肝性脑病、严重感染、肝肾综合征）、MELD 评分、总胆红素、凝血酶原活动度等有关。

9. 肝衰竭的预后有哪些指标？

肝衰竭的预后非常复杂，医疗研究人员也在不断摸索精准预后指标，以便做到精准治疗，但是仍然不能满足临床的需要。胆红素升高在一定程度上提示肝衰竭在加重，但是胆红素也受诸多因素影响，其预后的敏感性不够高，一般要结合凝血酶原活动度一起评估，如果胆红素持续上升，凝血酶原活动度持续下降，提示预后不好。目前临床上除了胆红素、凝血酶原活动度等检验指标外，也不断研究胱抑素 C、甲状腺素等指标协助判定。同时，国内外研究者也建立了多种预后模型，如 MELD 评分、KCH 标准等，企图增加预后的特异性及敏感性。当然最简单的判定是患者的症状，如果症状缓解，说明病情好转；症状加重，说明病情可能恶化。

10. 什么是 KCH 标准？

KCH 标准，即英国皇家医学院医院的标准，是一种评估肝衰竭预后的方法，主要判定方法如下。

（1）对乙酰氨基酚所致（acetaminophen induced）：动脉血 pH < 7.3（不论肝性脑病分期）或同时满足以下三条。

1）凝血酶原时间 > 100 秒（国际标准化比值 > 6.5）。

2）血清肌酐 > 300 μmol/L。

3）3 ~ 4 级肝性脑病。

（2）非对乙酰氨基酚所致（non-acetaminophen induced）：凝血酶原时间 > 100 秒（国际标准化比值 > 6.5）（不论肝性脑病分期）或同时满足以下五条中的任意三条（不论肝性脑病分期）。

1）年龄 < 10 岁或 > 40 岁。

2）病因学：非甲非乙或药物反应。

3）自黄疸发生到出现肝性脑病的时间 > 7 天。

4）国际标准化比值 > 3.5。

5）血清总胆红素 > 17.6mg/dl。

满足 KCH 标准提示预后不良。

11. KCH 标准一般用于哪类肝衰竭的预后评估？

对于急性肝衰竭，可选用 KCH 标准，其评分系统简单，易于操作，对于对乙酰氨基酚导致的肝衰竭预后判断有较高的预测价值（敏感度为 69%，特异度为 92%），而对非对乙酰氨基酚导致的肝衰竭的预测价值较低（敏感度为 34%，特异度为 100%）。

12. 什么是 Child-Pugh 评分系统？

Child-Pugh 分级标准是一种临床上常用的用以对肝硬化患者的肝脏储备功能进行量化评估的分级标准，该标准最早由 Child 于 1964 年提出，当时 Child 将患者 5 个指标（包括一般状况、腹水、血清胆红素、血清白蛋白浓度及凝血酶原时间）的不同状态分为三个层次，分别记以 1 分、2 分和 3 分，并将 5 个指标计分进行相加，总和最低分为 5 分，最高分为 15 分，从而根据该总和的多少将肝脏储备功能分为 A、B、C 三级，预示着三种不同严重程度的肝脏损害（分数越高，肝脏储备功能越差）。

13. Child-Pugh 评分系统的分级及其意义是什么?

Child-Pugh 分 A、B、C 三级。

A 级:5 ～ 6 分,手术危险度小,预后最好,1 ～ 2 年存活率为 85% ～ 100%。

B 级:7 ～ 9 分,手术危险度中等,1 ～ 2 年存活率为 60% ～ 80%。

C 级:≥ 10 分,手术危险度较大,预后最差,1 ～ 2 年存活率为 35% ～ 45%。

Child-Pugh 分级一般应用于外科肝脏手术评估较多,在肝衰竭预后方面不常用。

14. 什么是 MELD 评分?

美国梅奥医院的 Malinchoc 和 Kamath 在 Child-Pugh 分级的基础上,提出了 MELD 评分。公式为 $R=9.6\times\ln$ 肌酐(mg/dl)$+3.8\times\ln$ 胆红素(mg/dl)$+11.2\times\ln$(INR)$+6.4\times$ 病因(胆汁淤积性和酒精性肝硬化为 0,病毒等其他原因的肝硬化为 1),结果取整数,此公式即为"终末期肝病模型"(model for end-stage liver disease,MELD)。

15. MELD 评分对判断肝衰竭的疗效和预后有什么帮助?

MELD 评分在肝衰竭和等候肝移植患者的预后判断上具有重要的意义,MELD 评分在预测肝衰竭患者 3 个月内的死亡风险优于 Child-Pugh 评分,并可以作为评分作为成年人肝移植的标准。但是 MELD 评分也存在不足,MELD 分级中使用的血清肌酐、胆红素、INR 等指标,容易受非肝病因素的影响,这将直接影响判断真实的肝病病情。为了避免肝外因素造成的血清肌酐波动影响 MELD 分级的准确性,在利用 MELD 分级判断病情时,应在患者血流动力学稳定和充分补液的基础上使用。如使用血清肌酐清除率代替血清肌酐,将能使 MELD 分级更准确地反映肝功能变化;凝血酶原活性(PTA)较 INR 变化更小,如使用 PTA 代替 INR,可能使 MELD 分级具有更好的统一性。MELD 评分尚须纳入更多的观察指标,如腹水、出血、肝性脑病等肝硬化门脉高压的并发症可以直接危及患者生命,虽然有资料显示其对 MELD 分级的判断功能无明显影响,但这与临床实际明显不符。患者的实际预后是否与理论相吻合,尚需进一步观察和验证。

16. 什么是凝血酶原活动度? PTA 越低提示肝衰竭越严重吗?

PTA 即凝血酶原活动度,凝血酶原是血液凝固因子之一,也是由肝脏合成的维生素 K 依赖因子之一，故在肝功能检查中检测凝血酶原的活动度是非常有必要的。PTA 是判断肝衰竭的严重程度及预后的敏感指标，PTA 越低，肝衰竭也就越严重。同时，肝衰竭的早、中、晚分期也和 PTA 密切相关。当 20% ≤ PTA < 30% 时，为肝衰竭中期，PTA < 20% 时提示肝衰竭已经到了晚期。

17. 人工肝术后复查的意义是什么？

人工肝治疗是肝衰竭的重要治疗手段，但是并不是人工肝治疗患者病情就能好转。一般血浆置换后患者胆红素均大幅度下降，但是随后一般均反弹，在多年临床经验中，我们发现胆红素反弹的速率与肝衰竭的预后也有一定相关性，因此人工肝术后 3 天，一般我们均要对患者进行复查，一方面判定人工肝治疗效果，另一方面协助预后的判定。

18. 吲哚菁绿清除试验是什么？

吲哚菁绿（ICG）是一种具有红外吸收的无毒色素，亦是 FDA 唯一认证的静脉注射菁染料药。将其静脉注射后，迅速与血液中的蛋白结合，有选择性地被肝细胞摄取后，以游离形式逐步排入胆汁，后随粪便排出体外，无肠肝循环，亦不通过肾脏排泄，是定量反映肝脏储备的理想方法，在国际上已经广泛开展。通常以 15 分钟血中 ICG 滞留率（ICG R15）或 ICG 清除率（ICG K）作为衡量指标，使用光学传感器可以从体外对体内的 ICG 浓度进行连续检测，是目前实现床边实时动态检测肝脏储备功能的一种方法。

19. 吲哚菁绿清除试验在肝病诊治中的作用是什么？

吲哚菁绿清除试验早期主要应用于外科，特别是肝移植术前、术后的评估。吲哚菁绿清除试验一般认为 ICG R15 < 25% 时多可耐受各种肝脏手术；ICG R15 在 25%～40% 时仅可耐受肝段或肝局部切除；ICG R15 > 40%，则肝脏各类手术均需慎重。ICG 清除率作为肝移植后对移植肝脏肝功能的早期及时检验也是常用指标。目前，该试验也不断应用于肝衰竭的预后评估，动态监测其变化，有利于对肝衰竭治疗效果的评价及协助制订治疗方案。

（肖　珑　田　华）

第 7 章

肝衰竭的护理

第一节 肝衰竭的一般护理

1. 长期卧床的患者如何进行有效咳嗽及叩背？

肝衰竭患者长期卧床时，容易合并肺部感染，所以有效的咳嗽及叩背对患者非常重要，有效咳嗽的主要措施：①改变患者姿势，使分泌物流入大气道内便于咳出；②鼓励患者做缩唇呼吸，即鼻吸气，口缩唇呼气，以引起咳嗽反射；③在病情许可情况下，增加患者活动量，有利于痰液的松动；④双手稳定地按压胸壁下侧，提供一个坚实的力量，有助于咳嗽。方法：患者取坐位或半卧位，屈膝，上身前倾，双手抱膝或在胸部和膝盖上置一枕头并用两肋夹紧，深吸气后屏气 3 秒（有伤口者，护士应将双手压在切口的两侧），然后患者腹肌用力，两手紧抓支持物（脚和枕），用力做爆破性咳嗽，将痰液咳出。

叩击：指用手叩打胸背部，借助振动，使分泌物松脱而排出体外。手法：患者取坐位或侧卧位，操作者将手固定成背隆掌空状，即手背隆起，手掌中空，手指弯曲，拇指紧靠示指，有节奏地从肺底自下而上，由外向内轻轻叩打，边扣边鼓励患者咳嗽。注意不可在裸露的皮肤、肋骨上下、脊柱、乳房等部位叩击。

2. 长期卧床的患者应采取什么样的体位？

清醒患者以卧床休息为主，抬高床头 30°，有利于患者的呼吸和消化，预防感染，将并发症降低到最低限度。卧床时应协助患者进行被动肢体运动，每天 2～3 次，轮流将患者的肢体进行伸曲、内收、外展、内旋、外旋等活动，并同时做按摩，促进血液循环，增加肌肉张力，帮助维持功能，预防肌肉萎缩、关节僵直、静脉血栓形成。昏迷患者取平卧位，头偏向一侧，以免呕吐物误入气管。

3. 如何预防及处理患者的口腔问题？

嘱患者在进食后及睡前用复方硼砂含漱液或温开水漱口，早晚刷牙；发现口腔霉／真菌感染者，可用 3% 的碳酸氢钠溶液漱口，每天 4 次，三餐后及睡前，漱口后避免再用清水漱口；或使用氟康唑注射液涂抹口腔白斑处治疗感染。口腔念珠菌感染可用制霉菌素片研磨后局部涂敷，4～5 次／天。口唇干裂者可涂橄榄油、香油或唇膏。

患者生活不能自理或昏迷时：每天至少 2 次检查口腔内有无出血、溃疡和真菌生长等现象；每天至少 2 次用漱口水棉球擦洗口腔和牙齿（昏迷者可用张口器协助擦洗护理，如患者有义齿须取下。擦洗时棉球干湿合适，动作要轻，以免碰伤口腔黏膜。擦洗后清点棉球数量，避免留在口腔造成窒息）。

4. 长期卧床时应如何预防褥疮？

肝衰竭患者长期卧床不能自己变换体位，易发生褥疮，应采取以下预防措施：让患者或家属知晓患者存在褥疮的风险，取得他们的配合；保持床单清洁、干燥、平整及无渣屑；定时协助翻身，每 1～2 小时 1 次，翻身时动作轻柔，避免拖拽，防止皮肤擦伤；保持肛周及全身皮肤干燥；受压部位使用海绵或体位垫；必要时使用气垫床、皮肤保护剂或皮肤保护敷料。

5. 肝衰竭患者怎样减少瘀斑和出血的发生？

肝衰竭患者凝血功能差，易出现瘀斑及出血，在日常护理中应注意：避免磕碰；穿刺后按压穿刺部位 15～20 分钟；长期心电监护时血压计袖带每 2 小时左右臂交换 1 次，袖带内可衬薄软棉布；用软毛牙刷或棉球清洁口腔，以免损伤黏膜；告知患者勿过度用力擤鼻涕或挖耳朵，鼻腔干燥时，可用温水棉签湿润鼻腔，或用呋麻滴鼻液缓解症状，清洁硬鼻痂；男性可改用电动剃须刀，防止损伤皮肤，若皮肤出现瘀斑时，每班观察瘀斑颜色、面积、软硬度等；保持局部皮肤清洁干燥；每天给予多磺酸黏多糖乳膏涂抹瘀斑处 3～4 次。

6. 肝衰竭患者出现腹胀如何处理？

若患者是由于长期卧床，胃肠功能差引起的腹胀，减轻症状的措施如下：指导患者养成良好的饮食习惯，细嚼慢咽，少食多餐；避免进食产气食物和饮料（如牛奶、豆制品等）；在病情允许的情况下，鼓励患者下床活动，卧床患者可做床上活动或变换体位，以促进肠蠕动，减轻肠胀气；轻微胀气时，可行腹部热敷或腹部顺时针按摩，严重胀气时，遵医嘱给予药物治疗或肛门排气。

7. 肝衰竭合并大量腹水的患者皮肤护理应注意哪些？

患者因腹部大量腹水，使皮肤绷紧发亮、变薄，容易出现皮肤破损引起感染，护理时要注意：保持皮肤的清洁和完整，如有腰背部、臀部、阴囊及下肢水肿，可用棉垫或水垫垫于受压部位，以减轻局部压力，改善血液循环；定时协助翻身，每 1 ～ 2 小时 1 次；必要时使用皮肤保护剂或皮肤保护敷料。

8. 肝衰竭高黄疸患者皮肤瘙痒如何处理？

肝衰竭合并高黄疸的患者，容易出现皮肤瘙痒，处理方法：保持室内适宜温度和湿度，温度以 18 ～ 22℃、湿度以 50% ～ 60% 为宜；避免刺激性衣物，应穿着柔软、宽松、棉质衣服，勤换洗；保持床铺整洁、干燥、柔软；保持皮肤清洁，用温水清洗皮肤，避免水温过高及使用碱性肥皂和浴液，水温不宜超过 32℃，清洗后涂抹润肤乳；瘙痒症状轻者可使用赛肤润、中药制剂等涂抹缓解症状；瘙痒较严重且影响睡眠者，可在医生指导下服用有止痒作用的镇静、抗过敏药物；患者要及时修剪指甲，避免因瘙痒抓挠皮肤而导致皮肤破损，必要时可戴手套，如皮肤出现破损，应及时处理。

9. 肝衰竭患者出现便秘如何处理？

肝衰竭患者出现便秘时应及时处理，防止肠道细菌产氨，诱发肝性脑病的发生。每日了解患者排便情况，有便秘时给予乳果糖口服，必要时给予生理盐水清洁灌肠，稀乙酸或乳果糖保留灌肠，避免使用肥皂水灌肠。

10. 肝衰竭患者出现腹泻如何处理？

患者因使用中药、特利加压素等药物或受凉引起腹泻时，护理上应注意：卧床休息，注意腹部保暖；鼓励患者适量饮水，避免油腻、辛辣、高纤维的食物；每次便后使用软纸蘸拭肛门，温水清洗，并在肛门周围使用赛肤润保护局部皮肤；遵医嘱使用止泻药物，观察并记录效果。

11. 肝衰竭患者出现疼痛时应如何处理？

当患者出现疼痛时：给予安静、舒适的环境；观察患者神志及意识情况，监测生命体征；询问患者疼痛的部位、性质、发生及持续的时间、有无诱因、伴随症状、表现和变化情况，追问患者有无相关既往史；应用视觉模拟评分法、长海痛尺等工具评估疼痛程度。必要时遵医嘱给予药物治疗，观察并记录效果；给予患者或家属心理疏导。

12. 肝衰竭患者出现水肿如何处理？

轻度水肿患者适当限制活动，严重水肿患者应以卧床休息（平卧位有利于增加肝、肾血流量，改善肝细胞的营养，提高肾小球滤过率）为主；监测体重变化；严格记录 24 小时液体出入量；根据病情合理规定盐、钠、水和蛋白质的摄入；遵医嘱使用利尿药，观察药物副作用及疗效；保护水肿处皮肤，必要时使用皮肤保护剂；根据水肿部位的不同，采取相应的护理措施：如大量腹水者卧床时可取半卧位，使膈肌下降，有利于呼吸运动，减轻呼吸困难和心悸，同时应避免使腹内压突然增加的因素，如剧烈咳嗽、打喷嚏、用力排便等；下肢水肿时应减少站立或坐位时间，尽量平卧，抬高下肢，保持舒适；阴囊水肿时使用水囊或布袋将阴囊托起，保持阴囊处皮肤干燥及清洁，可使用 33% 硫酸镁或中药制剂湿敷；腰背部或全身水肿时，保持皮肤清洁干燥，使用中单协助翻身。

13. 肝衰竭患者出现恶心与呕吐如何处理？

应观察恶心、呕吐的次数，与进食的关系、有无相关诱因和伴随症状，呕吐物的颜色、性质、气味及量。饮食以清淡、易消化为主，忌食油腻类食物，细嚼慢咽，不可暴饮暴食，少食多餐；用餐后不要立即卧床休息，饭后适当散步（不宜下床者可床上摇高床头）以促进肠蠕动；呕吐时坐起或侧卧，头偏向一侧，防止误吸引起窒息；吐毕后及时漱口，更换污染衣裤被褥，开窗通风去异味，以免诱发继续呕吐；如呕吐物为红色或黑色，应立即就诊。

14. 肝衰竭患者乏力明显如何处理？

（1）应卧床休息，以降低机体代谢率，增加肝脏的血流量，利于肝细胞的恢复，待症状改善、黄疸减退、肝功改善后，逐渐增加活动量，以不感疲劳为度，肝功能正常后可日常活动及工作，但应避免过度劳累及重体力活动。

（2）病情严重者需协助患者做好进餐、沐浴、如厕等生活护理。

15. 肝衰竭患者发热如何处理？

（1）严密监测病情变化，监测生命体征。

（2）采取有效降温措施：物理降温，如冰袋冷敷头部或大动脉走行处，对高热、烦躁患者可用 25%～35% 酒精擦浴，对高热伴寒战、四肢厥冷患者可用 32～35℃ 温水降温。降温过程中观察患者生命体征，防止局部冷冻伤。

（3）注意休息，减少耗氧量，病房保持适量温湿度，保持空气流通。

（4）病情允许时给予高热量、高蛋白、高维生素、易消化流质或半流质食物，保证液体摄入，以维持水、电解质平衡。

（5）口腔护理：协助患者每日餐后、睡前有效漱口，必要时口腔护理。

（6）退热后及时更换被衣裤，保持皮肤的干燥及清洁。

16. 发热患者如何正确使用冰袋降温？

（1）随时检查、观察冰袋有无漏水。

（2）观察用冷部位局部的情况、皮肤的色泽，防止冻伤，倾听患者的主诉，有异常立即停止使用。

（3）冰袋使用后 30 分钟，需测量体温，如为昏迷、感觉异常、关节疼痛、心脏病等患者及年老体弱者、婴幼儿慎用。

17. 肝衰竭患者睡眠差如何处理？

（1）身体不适是影响肝病患者睡眠的主要原因，包括腹胀、恶心、呕吐、皮肤瘙痒等，应密切观察病情，耐心倾听患者的主诉，分析影响睡眠的原因，如患者腹胀，应在晚饭后即用利尿药，以免夜间因为腹胀或排尿次数过多而影响睡眠。

（2）提供舒适的床铺，病室灯光、温湿度适宜，定时通风，保证空气新鲜，保持就寝环境安静。

（3）白天尽量不要睡觉，可与家属聊天、看报等分散患者注意力，睡前不可进食大量食物，不看刺激电视，不兴奋聊天，使患者尽快入睡。

（4）健康宣教：向患说明睡眠的重要性，指导养成良好的睡眠习惯，及时了解患者每天睡眠情况的信息及主观感受，帮助患者分析影响睡眠的原因，及时消除干扰因素，并尽可能得到家庭、社会的支持。

（5）必要时可通过中医理疗、短期使用助睡眠药物调整患者的作息规律。

18. 肝衰竭患者居家出现消化道出血后应如何紧急处理？

（1）嘱患者卧床休息，呕吐时头偏向一侧，以免窒息、误吸。

（2）观察患者意识、皮肤色泽、肢体温度的变化，注意保暖。

（3）记录每次呕吐物或粪便的性质、颜色及量，必要时可保留少许标本带至医院。

（4）注意尿量变化。

（5）及时到附近医院就诊。

19. 如何协助肝衰竭卧床的患者翻身？

首先将患者的肩部、臀部移向离自己近的一侧的床沿，再将患者双下肢移近，然后协助或嘱患者屈膝，翻身者一手拖肩，一手扶膝部，轻轻将患者转向对侧，使其背向翻身者。翻身后若患者不能支撑侧卧体位，应及时使用靠枕垫于患者身下。

20. 肝衰竭患者如何预防跌倒或坠床？

（1）入院时向患者介绍病区环境及相关设施的正确使用。

（2）固定好病床和床头桌，必要时使用床挡，躁动者按需使用保护具。

（3）将呼叫器、患者必需物品放在方便患者取用处，对年老体弱者应给予专人看护。

（4）保持地面平整干燥，清除病房、走道、卫生间等处的障碍物，保持病房、走道、卫生间照明良好。

（5）衣裤大小合适，着防滑拖鞋。

（6）使用有头晕、低血压等不良反应药物（如地西泮、降压药物）的患者，应做好用药指导，如地西泮可在患者如厕、洗漱完毕、躺在床上后再服用，并使用床挡。

（7）在患者床头设置明显标识，提醒患者、家属、医务人员关注。

21. 肝衰竭患者带管出院后的护理注意事项有哪些？

（1）应注意妥善固定导管，安全放置，防止扭曲、受压、堵塞、脱落，保持其通畅。

（2）标记置管的时间、长度，定时更换固定位置和敷料，并记录更换时间。

（3）观察引流液的性质、量，及时记录。

（4）引流袋的位置不可高于穿刺出，防止逆行感染。

（5）清醒患者做好心理护理，告知患者置管的重要性，勿自行拔管；意识障碍患者必要时用约束器具。

22. 肝衰竭患者有尿管时怎么护理？

（1）向患者及家属解释留置导尿管的目的和护理方法，使其认识到预防泌尿系统感染的重要性。

（2）保持引流通畅，引流管应放置妥当，避免受压、扭曲、堵塞等造成引流不畅，以致观察、判断病情失误。

（3）引流袋位置准确，防止逆行感染：立位时低于耻骨联合，平卧位时低于腋中线。

（4）保持尿道口清洁：会阴部冲洗每日≥1次，碘伏棉球消毒尿道口每日≥2次。

（5）按使用要求更换集尿袋，及时倾倒，记录尿量。

（6）每周更换导尿管一次。

（7）鼓励患者多饮水，并协助更换卧位；发现尿液浑浊、沉淀、有结晶时应做膀胱冲洗；每周做尿常规检查一次。

（8）训练膀胱反射功能：拔管前采用间歇性引流夹管方式使膀胱定时充盈、排空，促进膀胱功能的恢复。

23.肝衰竭患者洗头时应注意些什么?

洗头过程中，应注意观察患者的病情变化，如面色、脉搏、呼吸的改变，如有异常，应停止洗头，病情危重和极度衰弱的患者不宜洗头；洗发时间不宜过久，避免引起患者头部充血或疲劳不适，洗头过程中注意控制室温和水温，避免打湿衣物和床铺，以防患者着凉，注意保持患者舒适体位，保护伤口及各种管路，防止水流入耳和眼。

24.肝衰竭患者带 PICC 管回家后应注意些什么?

（1）注意穿刺部位有无疼痛、红肿、渗血、渗液。

（2）随时观察肝素帽（或输液接头）衔接是否紧密，无菌透明敷料有无卷边、松动，导管外露部分有无破损。

（3）避免局部浸湿，特别是在出汗、洗浴（可用 3～4 层塑料薄膜紧密缠绕）后，必须及时观察。

（4）导管外露部分切忌接触坚硬、锋利等物品，避免导管断裂破损。

（5）请避免穿刺侧手臂提拿重物、举高、外展等过度活动。

（6）静脉输液过程中切忌液体滴空，防止空气进入体内。

（7）注意自己的体温变化，不明原因发热时立即就诊。

（8）出现以上异常或其他情况时，务必及时寻求专业护理人员帮助。

（9）停用导管输液期间，每周到医院冲管和正压封管 1～2 次，换药 1～2 次。

（10）建议定期（如 1 个月）进行导管尖端定位，以及时发现和处理导管异位。

（11）PICC 导管在正常使用、维护和无并发症等情况下，导管使用期可为半年至 1 年。

25. 如何准确记录肝衰竭患者的出、入量？

（1）入量：包括每日的饮水量、食物中的含水量、输液量、输血量等，患者饮水时应使用固定的饮食容器，并测定其容量；固定食物应记录单位数量或重量，如米饭 1 中碗（约 100g）、苹果 1 个（约 100g）等，在根据医院常用食物含水量及各种水果含水量核算其含水量。

（2）出量：主要为尿量，此外其他途径的排出液，如大便量、呕吐量、咯血量、痰量、胃肠减压抽出胃液量、胸腹腔抽出液量、各种引流液量及伤口渗出量等，也作为排出量加以测量和记录。除大便记录次数外，液体以毫升为单位记录；对昏迷患者或需要密切观察尿量的患者，最好留置导尿，对难以收集的排出量，可根据规定量液体浸湿棉织物的状况进行估计。

26. 肝衰竭昏迷患者应注意哪些？

（1）患者去枕仰卧位，头略偏向一侧以防舌后坠阻塞呼吸道。
（2）保持呼吸道通畅，深昏迷患者应做气管切开以排痰，保证氧气的供给。
（3）做好基础护理，保持床单位干燥、平整，定时协助翻身，按摩按压部位，防止压疮。对眼睑闭合不全、角膜外露的患者可用生理盐水纱布覆盖眼部。
（4）尿潴留患者给予留置尿管，并详细记录尿量、颜色、气味。
（5）给患者做肢体的被动运动，防止静脉血栓形成及肌肉萎缩。

27. 如何缓解肝衰竭患者的负面情绪？

（1）音乐治疗：和谐的音乐可以使人的神经系统处于良好的工作状态，精神上得到满足，可缓解因肝衰竭引起的心理反应。
（2）情感支持：传染病患者由于与人群隔离所带来的孤独明显，但患者对生理、社会及精神的需要与健康人是同等的，提高患者的自信心，创造一个富有感情色彩、理解和同情的气氛，以减轻焦虑，保持心情愉悦。
（3）健康教育：由于缺乏有关保健知识，应多学习这方面的知识，通过知识、态度、信念的改变，帮助患者担负起自护责任。

28. 肝衰竭患者合并凝血功能障碍时应注意什么？

肝衰竭患者由于凝血因子合成减少、血小板破坏增多等因素，导致体内存在凝血功能障碍，主要表现为鼻出血、牙龈出血、全身瘀点瘀斑等症状。平时注意避免磕碰及跌倒，用细软牙刷，不要用力刷牙、洗牙，不要抠鼻腔，保持室内空气湿润、口腔清洁，尽量卧床休息，下床时应家属及护理人员搀扶。积极配合医护人员治疗，保持愉快心情，由于常常需要接受血浆、凝血酶原复合物、维生素 K_1 等药物治疗，该类药物有导致过敏可能，因此在输注过程中应注意预防不良反应，如遇不适症状，应第一时间告知医务人员。

（张丽娜）

第二节　肝衰竭的人工肝护理

1. 什么情况下可考虑做人工肝治疗？

对于肝病病情进展迅速，内科药物治疗效果不好，或者是近期内单纯药物治疗效果欠佳，病情控制不理想的肝功能不全或肝衰竭的患者，可以考虑人工肝支持治疗。或者某些特殊疾病，需要及时排除体内相关毒素时，可以采取血浆置换治疗。

2. 患者准备做肝移植了，有必要做人工肝吗？

人工肝支持治疗可以作为肝移植术前的暂时维持方法，以保证患者在得到肝源前的病情保持稳定，为肝移植争取时间；也可以作为肝移植术后移植肝脏还没有正常功能时的替代方法。

3. 做人工肝前患者要准备什么？

配合医生完善各项检查、化验，尽量卧床休息，以保证肝脏的有效休息状态。了解治疗过程，避免过度紧张。签署"知情同意书"。

4. 做人工肝治疗前患者家属要准备什么？

首先家属也要做好心理准备，避免过度紧张。同时为患者准备方便治疗时食用的食物，如小面包、糖块、巧克力等，避免因治疗时间长无法进食而导致饥饿等不适，还可以准备吸管、饮用水；如果患者如厕频繁，可准备手纸、尿壶，必要时准备便器等。

5. 治疗前可以进食吗？

可以，人工肝治疗时间长，治疗当日进食一般不会影响治疗，还可以准备适当的食物和水，治疗中根据患者情况少量进食。

6. 治疗时可以上厕所吗?

不可以，人工肝治疗要建立体外血液循环与血液净化仪连接，无法如厕。因此，治疗前尽量排空大小便。如患者有尿意或便意，可准备尿壶或便器，尽可能在床上解决。

7. 人工肝治疗时患者需要做什么吗?

患者只需要配合护士操作治疗，尽可能少动，以防影响血流循环，有任何不舒服一定要告诉医护人员，以便及时对症处理。

8. 人工肝需要输血浆吗?

根据治疗方法和目的的不同，人工肝有很多治疗模式，最常用的是血浆置换，一般可能会输入 2000ml 左右的血浆。

9. 人工肝治疗时会过敏吗?

不一定，是否过敏跟患者个体差异有关。如采用血浆置换，就要用新鲜的正常人的血浆经过处理输入患者体内，同时又置换出患者体内含较多毒素的血浆并丢弃。因为输入血浆量多，过敏是比较常见的，所以治疗时医护人员会对患者进行心电监护和吸氧，同时还会输入预防过敏的药物。治疗中会有护理人员全程监护，密切观察患者病情变化。患者有任何不适一定要告诉护理人员。

10. 人工肝治疗时出现过敏严重吗?

个体差异较大，过敏程度与患者体质及应用的血浆有关，多数患者经过处理可以继续治疗。少数严重过敏者经过处理仍不缓解就必须停止治疗，对症处理。

11. 治疗时允许家属陪同吗?

不允许。人工肝治疗需要为患者建立体外循环，肝衰竭患者体质虚弱，抵抗力低下，为避免患者发生交叉感染，治疗时不能有家属陪同，家属需在治疗室外等候，但不能离开，以免患者在治疗中出现异常，医师需要向患者家属交代病情。

12. 人工肝治疗是怎么进行的?

人工肝通过血管通路建立体外循环。一种是直接动静脉穿刺，需要选择动脉、静脉分别穿刺，连接血液净化管路建立体外循环；另一种是中心静脉置管，选择合适部位留置中心静脉导管，连接血液净化管路建立体外循环。然后通过特殊的仪器设备完成治疗。

13. 直接动静脉穿刺和深静脉置管两种方法哪种好?

两种方法各有利弊。动静脉穿刺需要直接扎针，疼痛度稍高，治疗做完拔针按压即可，下次治疗需重新穿刺，日常生活不受影响。深静脉置管做完治疗用肝素盐水封管，下次治疗可继续使用，不需再次插管，同时血流速度稳定，容易进行治疗，但对日常生活有稍许影响。

14. 动静脉直接穿刺拔针后按压多长时间合适?

按压时间由患者的凝血功能决定。一般按压 20 分钟以上，如果 20 分钟后出血仍然较多，需延长按压时间。按压时间较长时，期间需要间断按压，避免影响肢体血液循环，导致肢体缺血坏死。

15. 人工肝单次治疗需要多长时间?

根据患者病情、血浆量、治疗模式的不同，需要 3 ～ 6 小时。患者及家属要耐心配合。

16. 人工肝治疗前可以输液吗?

一般建议做完治疗后再输液，避免药物在治疗时被置换出体外。但如果患者液体较多或治疗时间较晚，也可以提前输入少量治疗液体。

17. 门诊能做人工肝治疗吗?

一般不能。肝衰竭患者病情危重，需要医护人员密切监护治疗前后患者病情变化，门诊治疗安全性不好。

18. 做腹水超滤前患者要准备什么?

配合医生完善各项辅助检查、化验，明确病情及腹水量，及时与医生沟通，做好心理准备。

19. 腹水超滤治疗前可以进食吗?

可以。腹水超滤治疗时间长，治疗当日进食不影响治疗。

20. 腹水超滤是怎么做的？

腹水超滤就像普通病房做腹腔穿刺一样，只不过腹水超滤需要做双侧的腹腔穿刺，同时连接一套管路让腹水循环，通过特殊的仪器将腹水中的废液过滤出去，同时将浓缩后的腹水输回腹腔。

21. 腹水超滤与大量放腹水有什么异同？

腹水超滤与大量放腹水都是为了放出患者腹腔内的部分腹水，缓解腹水压迫对患者呼吸、消化等的影响。腹腔穿刺大量放腹水是通过穿刺，直接放出腹水并丢弃；腹水超滤则是放出的腹水经过机器处理，把过滤的腹水丢弃，但过滤出的白蛋白等有益物质再次回输进腹腔。因此，腹水超滤治疗过程相对较复杂，费用相对较高。

22. 腹水超滤治疗时可以上厕所吗？

不可以。腹水超滤治疗要在患者双侧腹腔进行腹腔穿刺，分别连接管路建立体外循环与治疗仪器连接运转，因此治疗前患者应排空大小便。同时尽量在治疗前不使用利尿药。如患者确实有强烈尿意，男士可准备小便壶，女士可使用一次性尿垫，在床上解决，但一定要避免污染穿刺区域。

23. 什么样的患者可以做腹水超滤？

肝病患者合并顽固性大量腹水，内科治疗效果不佳的，医生会诊后根据情况综合评估，方能进行腹水超滤治疗。

24. 腹水超滤单次治疗需要多长时间？

需要 1～3 小时，与患者的腹水性质、腹水量、生命体征等许多因素密切相关。

25. 腹水超滤一般可以放多少腹水？

一般建议首次治疗放腹水不超过 3000ml，避免患者出现并发症，加重病情。

26. 腹水超滤治疗后为什么会有饥饿感？

治疗前患者腹胀明显，影响食欲，治疗后腹胀感明显减弱，原来受到挤压的胃部突然放松，患者会出现明显饥饿感。但此时不可暴饮暴食，以免加重胃肠道负担，加重病情。

27. 治疗后为何要使用腹带包扎？

治疗前患者有大量腹水，腹腔内各脏器处于压迫状态，治疗结束，大量腹水被滤除，患者腹腔内压力急剧下降，易诱发肝性脑病、出血等，腹带加压可给予腹腔一定压力，减少并发症发生，但医护人员仍需密切观察患者病情变化。

28. 维持性血液透析的患者可以做腹水超滤治疗吗？

维持性透析的患者一般不需要做腹水超滤，但是因为患者病情变化或患者自身饮水控制差导致的大量顽固性腹水，可以适当进行腹水超滤治疗以缓解症状。

（刘素霞）

第 8 章

肝衰竭的出院康复指导

1. 肝衰竭恢复期的饮食方面应注意什么？

合理、有效的营养支持可满足机体能量所需、促进肝细胞再生、改善肝脏功能、提高机体免疫力和对感染的抵抗力，有时往往比药物更重要。恢复期的肝衰竭患者应遵循适时、适当、适量的原则，进食有节，荤素搭配，多吃新鲜蔬菜和水果，不宜过饱，忌烟、酒和刺激性食品。因为肝衰竭患者往往伴发胃肠道淤血甚至胃黏膜糜烂等病变，进食酸性或辛辣等刺激性食物虽然可以促进食欲，但对于胃肠道黏膜的功能恢复不利，易引起胃部不适。肝硬化的患者还要注意食物要细软，进食速度不要过快，以防止消化道出血。曾患肝性脑病的患者每天一定要保持大便通畅，口服乳果糖，在医生的指导下进食含蛋白质的食物。

2. 肝衰竭恢复期，是否应该加强营养，多多进补？

由于肝衰竭患者患病期间食欲减退，伴随明显的消化道症状，吸收和消化不良较为普遍，加之肝衰竭时对糖、脂肪、蛋白质三大营养素代谢紊乱，营养不良的状况尤为突出。随着肝功能恢复，患者的食欲会有明显改善，但因为胃肠道的消化吸收能力不可能很快恢复正常，强调多多进补不仅不会达到目的，还可能适得其反，超过机体的承受能力，引起腹泻、胃肠道不适等症状，因此应注意适当适量，进食有节，荤素搭配。

3. 既然肝脏功能恢复需要营养，是否可以多吃些含高糖的食物？

碳水化合物（即糖类）作为机体三大营养素之一，对机体能量和肝脏功能恢复是非常重要的。尤其是在肝衰竭治疗期间，经常作为热量供应最重要的一种物质，可以成为静脉药物的载体，输入患者体内，达到补充能量、保肝治疗的目的。但在肝衰竭恢复期，患者食欲好转、营养逐渐补充，如果过分地追求高糖饮食，可能会造成机体碳水化合物过量，就会将其转化为脂肪，成为脂肪肝的来源，反而容易加重肝脏的负担。因此，肝衰竭恢复期强调的是饮食适度，但不要过量。

4.肝衰竭的肝脏损害严重，是否可以增加一些营养保健品？

患者在肝衰竭期间由于消化道症状比较严重，进食量明显减少，疾病恢复后希望能增加营养促进身体恢复，一些亲人朋友也经常会送一些营养品，或者从国外买来许多"保肝"用的保健品，这些都是非常善意而且理解的行为。但因为保健品产品质量参差不齐，所含成分也比较复杂，甚至可能会有肝病患者并不适宜应用的品种，有些所谓国外保健品也不例外。因此，不要盲目相信营养保健品，在恢复期还是应该注重休息，合理分配一日三餐饮食成分种类，做到营养均衡。

5.都说红酒有利于保健，既然肝功能已经逐渐恢复了，是否可以少量饮些红酒？

酒精对肝脏的损害是毋庸置疑的，尤其是曾患有肝衰竭的患者，对酒精更是应该敬而远之。有很多患者因为心存侥幸或难以戒酒，觉得少量饮白酒或红酒没什么大问题，结果造成病情反复或加重，甚至危及生命。因此，肝病的患者都应该严格戒酒，远离酒精一步，就可以离健康更近一步。

6.曾经有过肝性脑病，出院后血氨水平仍偏高应注意哪些方面？

肝性脑病是一种比较严重的肝脏疾病并发症，主要是因为肝脏严重受损后，体内代谢的毒物不能经过肝脏细胞有效解毒而直接进入到血液循环当中，造成神经系统的功能紊乱。患者可以表现为言语行为异常、计算力下降、反应迟钝、睡眠颠倒甚至昏迷等。其中，血氨水平明显升高可以帮助医生判断肝性脑病的存在。因此，如果患者经常血氨水平偏高，要特别注意有无肝性脑病或者轻微、亚临床型肝性脑病的存在。除了肝功能的维护外，要注意的第一点就是要大便通畅，保证食物能够通过胃肠道的吸收代谢后可以顺利排出体外，不要淤堵在体内，造成肝脏过多的代谢负担。第二点是可以适当口服乳果糖溶液，既可以保证大便通畅，又可以酸化肠道，减少不必要的毒物吸收和代谢负担。第三点就是要注意饮食，如果经常有反复的肝性脑病，要注意饮食中蛋白质的摄入要适量，尤其注意不要一次性摄入太多如豆腐、牛奶、肉类等富含高蛋白的食物，以防再次出现脑病。第四点是出院时医生会根据患者病情开具有一定减少肝性脑病发生的药物，要按医嘱服药。当发现患者有轻微的言语行为异常时，要进行通便，必要时及时到医院进行诊治。

7.腹水明显好转，还应该注意哪些方面以防止腹水复发？

肝衰竭患者往往会出现腹水这一并发症，经过治疗后，腹水会逐渐消退。但是否能完全消退取决于患者肝脏的基础条件和恢复情况，以及是否有静脉血栓等。因此，如果仍然有少量腹水，还是应适当控制食盐和水的摄入量，并在医生的指导下应用利尿药物，不要贸然停用利尿药。还应该注意饮食卫生，避免肠道感染，否则易出现肠道细菌易位，引起腹水感染，腹水量增加。

8.乙肝肝衰竭好转后，且病毒已转阴，是否可停用抗病毒药物？

首先必须明确的是，千万不要以为乙肝病毒转阴了，就可以停药。现在很多乙肝肝衰竭都是患者擅自停用抗病毒药物引起的，由于停药一段时间后病毒大量复制造成肝细胞大面积炎症甚至坏死，肝功能急剧恶化，造成很严重的后果，甚至付出生命的代价。因此，一旦病情恢复后，千万不要擅自停用可以抑制病毒复制的药物，而且还要规律服药、定期复查，防止病毒发生耐药，造成病情控制不佳甚至加重的可能。

9.自身免疫性肝炎肝衰竭恢复期正在服用激素，应该注意哪些问题？

激素是治疗自身免疫性肝炎的一线用药，需要长期服药，应用激素后很多患者病情可以得到很好的控制，但随意停药可能会造成病情反复。而且众所周知，激素像一把双刃剑，有着不可回避的不良反应。因此，出院后要严格按照医嘱剂量进行服药，不要随意加量或减量甚至随意停药，并定期到医院复查，否则会引起病情的反复甚至不可控制。另外，最重要的就是要注意激素不良反应的发生，避免感染风险，服用胃黏膜保护剂，每天补充钙剂，监测血压、血糖及电解质结果。如有病情变化，和医生及时沟通并进行处理。

10.肝衰竭恢复期，是否可以用一些其他药物保肝？

肝衰竭患者用药一定要在专科医生指导下规范用药，用药原则：少而精，以安全有效为准。不要随便用药，特别是不要用药过多，因为许多药物都要经过肝脏代谢，过多用药会加重肝脏负担。尤其是一些由于药物原因诱发的肝衰竭患者更容易发生对其他药物的再次易感，引起病情的反复。也要摒弃"中药无害"的想法，因为有一些肝衰竭就是由滥用中药引起的。

11. 药物性肝衰竭恢复后不能随便用药，感冒发热了怎么办？

通常来说，感冒都是病毒感染引起的，病毒感染本身是一种自限性疾病，通过多饮水，好好休息，可以自愈，因此不需要服用特殊药物。如果发热在38.5℃以下，也尽量应用冰袋冷敷、温水擦浴等物理方法降温。但如果发热时间较长，体温不易下降，甚至出现寒战等情况，自己把握不清，就一定要到医院进行检查，并向医生说明既往病情，在医生指导下用药就可以了。

12. 肝衰竭恢复期应该如何增加活动量？

肝衰竭发病期间，严格卧床休息可以减少身体能量的消耗，最大限度地供应肝脏能量和营养，促进肝功能恢复。病情好转后，患者体力增加，营养好转，就不需要绝对卧床休息了。适当的活动可以促进胃肠道蠕动，增加食欲，改善睡眠。但应量力而行，以不疲劳为度，并保证每晚最少 8 小时的睡眠时间和良好的睡眠质量。

13. 肝衰竭病情好转了是否可以跑步或参加其他体育锻炼？

肝衰竭是一种非常严重的肝脏疾病，大量的肝细胞在疾病的过程中发生炎症坏死，在恢复期，也会有大量的肝细胞进行再生，肝组织也要进行炎症修复，这个过程并不会在短期内完成。有些患者虽然肝功能化验指标已经明显恢复，但是肝脏内部组织细胞的重新生成修复还需要相当长的一段时间，在这个阶段如果休息不好，或运动量过大，可能会造成肝脏负担过重而影响身体康复，因此强调肝衰竭恢复后可以适当地增加活动量，但还是以适度运动如慢走、打太极拳等为宜，待恢复一段时间后，再向医生咨询是否可以增加运动量。

14. 肝衰竭恢复期在生活起居方面应该注意什么？

肝衰竭患者的生活应顺从人体生物钟的节拍，吃饭、睡眠、休息、适量活动，要有一定规律并养成习惯。生活有序，尤其是不要熬夜，保证夜间充分、有质量的睡眠，在大脑皮质就会形成相应的条件反射，保证内脏器官有条不紊地工作，促进肝脏功能复常。

15. 肝衰竭恢复之后多久可以上班工作？

如前所述，肝衰竭是一种非常严重的疾病，恢复也需要相当长的一段时间，因此建议出院后千万不要着急重新投入到工作当中。应当在复查平稳后，根据医生建议逐渐恢复到正常的生活工作中，以不引起疲劳为宜。

16. 肝衰竭患者应保持何种心态面对生活？

肝衰竭患者病程较长，病情较重，花费较高，恢复不易，因此患者心理负担比较重，担心病情会反复，这是完全可以理解的。的确，肝病是一个慢性疾病，但中医讲："怒伤肝、喜伤心、思伤脾、忧伤肺、恐伤肾"，过分忧虑、感情脆弱、情绪波动，反而会造成身体各器官系统功能调节的障碍，直接或间接影响肝功能恢复。相反，保持心胸开阔，乐观向上，树立战胜疾病的信心，能促进机体免疫功能的增强，有利于疾病的恢复。

17. 患过肝衰竭，是不是以后就一定会发展成肝硬化？

肝衰竭是肝脏因为某种原因造成肝细胞大量坏死，肝脏功能在一定时间内发生明显失代偿性改变，在恢复期，会有大量新的肝细胞再生，并有一定的纤维组织增生以利于肝脏形态的恢复。所以没有肝硬化的患者患肝衰竭后，会有一定程度的肝纤维化形成甚至发展为肝硬化。因此恢复期的患者一定要按医嘱服药，定期复查，观察病情变化。肝硬化也是可控甚至是可以部分逆转的疾病，不要过分担心。

18. 肝衰竭已经恢复了，凝血指标也好转了，为什么总有牙龈出血？

牙龈出血的原因非常多，可以由严重的凝血功能障碍、血小板急剧减少引起，也可以因为牙周疾病造成的牙龈炎等引起。因此，如果经常有牙龈出血，但凝血和血小板基本正常或轻度下降，就需要到口腔科就诊，查明是否由口腔疾病所引起，不要紧张。

19. 肝衰竭处于恢复期是不是就意味着病情不会反复了？

肝衰竭是肝病中最严重的一种临床类型，经过在医院的综合治疗，患者病情平稳，肝功能恢复到一定水平就意味着进入到恢复期了。但作为全身最重要的合成、解毒、消化器官，肝脏功能受到了很大的打击，需要较长时间的维持，营养对症、保肝支持治疗才能让肝脏通过肝细胞再生、自身调节逐渐恢复良好的功能。在这一过程中，任何正常人不以为然的小诱因都可能引起病情的反复，如感染、劳累、酒精等因素。因此，后续的休养及定期复查对患者疾病的恢复还是至关重要的。

20. 恢复期应该多长时间到医院复查？

肝衰竭患者如果病情平稳，就可以出院回家休养了，但肝病的恢复还需要相当长的时间。起初一般每月复查一次肝功能、凝血功能、血常规等，每 3 个月复查一次病毒指标（乙肝患者）、甲胎蛋白、肝脏 B 超等。医生也会根据患者出院前的肝功能及并发症情况，嘱咐患者的复诊时间，请一定根据医嘱复查。如果出现乏力、食欲下降、恶心、腹胀、尿黄、尿少等不适症状，请及时和医生联系或到医院就诊，以免延误病情。

（吕　飒　徐天娇）

第 9 章

战胜肝衰竭的心路历程

第一例　我的住院日记

2015 年 2 月 25 日

2 月份以来吃饭感觉没有胃口，尤其是对肉类食物更没有想吃的欲望，中旬时感觉胃不舒服，偶尔出现恶心，原以为是胃肠毛病，所以吃了几天胃药，没什么效果，于是本人于 2 月 18 日至 2 月 23 日三次到地区医院和北京民航医院进行检查，医生诊断为胃炎和肠胃炎。在地区医院输液一次，口服用药一周左右，仍然未收到很好的疗效，因为自己有肝病史，所以怀疑自己可能是肝病发作。于是 2 月 24 日再次到北京民航医院进行肝功能检查，检测结果发现多项指标不正常，还出现脸色发黄，尿液浓茶色。

于是，决定于 2 月 25 日到肝病专科医院解放军第 302 医院进行检查治疗。

今天一早到 302 医院，医师看了我在民航医院的肝功能检验报告单后对我现在的病情做了简单的介绍，并强调我现在的病情并不是特别理想，应该进行治疗，现在的胆红素指标处于上升阶段，这是一个由轻到重、由重逐渐恢复到正常的慢过程，而这个过程，则需要在医院进行至少一个月的康复治疗，建议马上住院。刘主任还劝我排除一切顾虑，保持良好的心态在医院安心静养，一定会慢慢好起来的。

今天是春节放假后第一天上班，突如其来的住院通知使我的很多工作都要处于停滞状态，我曾跟主任要求回家处理些事情，主任非常坚定地拒绝了我，并强调我现在的病情不能太累，随时会出现晕倒的情况，需马上办理住院，进行全面检查。

说实话，从自身的精神状态看，当时并没有感觉有多严重，对主任的话有点半信半疑，但主任毕竟是肝病专家，研究肝病多年，有丰富的工作经验，既然到了医院就一定要遵从医嘱。

2015 年 3 月 2 日

今天是入院的第 5 天，这几天在医院做了 B 超、胃镜和心电图的检查，B 超结果和一年前的差不多，胃镜检查只是轻度胃炎，并没有什么大的问题，在医院吃点药就没事了，心电图也比较正常。

以上述检查指标看身体并无大碍，但是自己感觉身体状况还不如刚住院的那两天，饭量比以前下降，大小便也不是很通畅，以前输液一会儿就想小便，现在输半天的液也没排尿的感觉，对于自己的疑问，在医生查房时，他们从专业的角度上做了详细的讲解，所以接下来几天还要做其他检查，主任再次强调我目前胆红素＞100μmol/L，这是肝病诊断的重要指标之一，而且这个指标处在不断上升的阶段。

医生再次劝我不要着急、安心静养，目前胆红素未见下降就有可能恶化。说实话，对于从未住过院的我来说确实有些急，而且春节放假刚刚结束，中间很多事情需要处理。同事们还问我什么时候可以回去上班，我的答复只有这九个字"归心似箭，但身不由己"！

平常心，听从医生的安排，安心治疗吧！

2015 年 3 月 7 日

这一周经历了入院以来最煎熬的日子。病情突然间恶化，胆红素持续上升，活动度持续下降，极不稳定，消化系统完全紊乱，一天吃不下一个馒头，喝不下一口水，全靠家属用棉签润嘴唇。无精神，没力气，连说话的力气都没有，大便完全靠洗肠解决，输液十几个小时也没有小便的感觉，肚子里有腹水，体重持续下降。这几天的感觉完全可以用"生不如死"来形容，甚至对自己的病情都失去了信心。

由于病情恶化，主任和经管医生这几天也在连夜研究我的病情，制订治疗方案。人工肝治疗也分别跟我的父母做了详细的说明，最终在昨天（3 月 6 日）先选择了人工肝治疗。如果得不到有效救治，就需要考虑其他的救治方法。

人工肝治疗对我病情的恢复起了重要作用，在人工肝治疗前我精神恍惚，四肢无力，完全由家属用轮椅推进了治疗室，而且在去治疗室的路上还出现了恶心、呕吐的情况。做完人工肝，躯干感觉和精神状态明显有好转，而且昨晚治疗后完全是自己下的病床，并独自去卫生间排小便，甚至感觉突然间有了胃口。

可以说人工肝的治疗让我重获新生，也对自己病情的恢复充满了信心。

2015 年 3 月 13 日

因为病情恶化，这几天我的护理级别从二级护理改为一级护理，医护人员关注也更加频繁、仔细，302 医院的确名不虚传，医护的服务让患者感到欣慰，心情愉悦，机制完善，医生和护士的交班，每一个环节都做得非常完善，让任何一个接班人员对患者的情况了如指掌，做到了全方位的 24 小时的治疗护理。

这些天除了坚持每天输液，又做了第 2 次人工肝治疗，人工肝置换了 2400ml 血浆，身体感觉稍有轻松，但是没有第 1 次效果明显，不过也可以理解，毕竟第 1 次治疗缓解了恶心的症状，将我从死亡边缘救了回来。

本周抽血检测胆红素＞ 300 μmol/L，从躯体感觉来讲也并不是特别的理想。根据检验结果，医生给开了退黄、排便、保护胃黏膜的药，要求大便通畅，每天至少保证 3 次。在饮食方面一定要吃软饭，不可以吃过硬、不易消化的食物，要保持少食多餐，一方面是注意营养，另一方面不能吃太多以防增加肠胃和肝脏负担，不利于病情恢复。

面对胆红素持续上升的困扰，无法预知的峰值，难以下咽的食物，痛苦的洗肠、灌肠，再加上旁边第一个 3 床患者已痊愈回家，第二个 3 床患者入住后也在恢复期，此时心情不停地波动，不知何时我才能进入恢复期，何时才能办理出院手续，更不知何时才能陪伴我不满 1 岁的儿子，心急如焚啊！

2015 年 3 月 24 日

这些日子为人工肝治疗后的观察期，胆红素经历了峰值开始下降，在峰值到来之前，医师们对我的病情再一次做了深入的研究，也制订出了一套治疗方案，如果胆红素继续上升，将采取干细胞移植治疗或肝移植治疗。

这几天身体状况感觉都差不多，胃口依然不是很好，吃点东西肚子就胀，吃完偶尔还出现头晕症状，大小便也不通畅。在此阶段治疗，医生重点强调一定要确保大便通畅，因为通便较困难，医生也加大了乳果糖的剂量。但是我对乳果糖并不是很敏感，为保证每天至少 3 ～ 4 次的大便，通过冲泡番泻叶等方法来促进排便，这种状态一直在反复进行，也不知何时才能结束。

幸运的是，胆红素迎来了第一次下降，而且一次降了 35 μmol/L，入院一个月终于进入了恢复期，心里多少有些欣慰，想着离出院的时间不远，马上就能看见孩子，很快就能回到工作岗位，心里有些兴奋。

通过与医生交谈得知，在我第一次人工肝治疗之前，我的病情恶化到了极度危险的程度，差一点需做肝移植，所以医生说我这是死里逃生，以后一定要多加注意，健康比什么都重要。我现在出院以后需要在家静养 3 个月到半年，不能过早地忙于工作，一旦劳累，有可能会复发，一旦复发治疗会更加困难。

肝移植也就是换肝，需要做较大的手术，而且或多或少的会有一定的风险性，还会有昂贵的医疗费用，听了医生的一番话确实有些后怕，我的确在"鬼门关"走了一圈。可想而知，那几天我父母和爱人的心情得有多糟糕。

虽然还年轻，但一定要珍惜自己的身体，珍爱自己的生命。正如我时常听到医生所说的，既然生了重病，一定要排除一切顾虑，工作生活都不要想，保持良好的心情，听从医生的建议，配合好治疗，静静修养，才能促进快速恢复，过度的担忧只会增加医护人员的负担和加重自己的病情。

2015 年 3 月 28 日

今天抽血检测胆红素降到了 260 μmol/L，一下降了 150 μmol/L，现在的心情就一个字"爽"，这几天身体状况感觉稍有好转，可能和胆红素下降、心情开始好转有一定的关系吧。

胃口有一点好转，饭量增加，但不敢吃太多，怕胃承受能力不够，而且吃完饭后头晕的感觉逐渐减弱。但睡眠质量不好，有所好转的情况是恢复了每天早上 6 ~ 7 点肯定大便一次，虽然量并不大，但是这也是发病前的正常现象，自以为能够按时大便就是一种进步。

2015 年 4 月 4 日

我的胆红素从 260 μmol/L 降到 120 μmol/L，每天进餐 4 ~ 6 次；消化系统功能恢复，腹胀情况减少并消失，饭量增多；每天大便 4 ~ 5 次，大便量增多，睡眠质量提高；小便次数增多，尿液颜色变为浅黄色；身上黄色逐渐变浅，巩膜的黄染症状明显减退，手掌颜色逐渐变为粉红色，精神状态与病前完全接近。

2015 年 4 月 13 日

近期感觉恢复速度变慢，但各项指标及精神状况逐渐恢复正常。胆红素由 90 μmol/L 降到 60 μmol/L，胃口恢复正常，每日大便 4 ~ 5 次，小便量增多，尿液颜色变浅，全身黄色有明显的减退。

2015 年 4 月 16 日

这一天，我终于出院了。自 2015 年 2 月 25 日入院以来，我目睹了肝衰一科医生、护士每天的工作状况，最重要的是亲身体验了在本科室的治疗和护理的全过程。他们精湛的专业知识和技能，对工作的高度责任感，对待患者热情和蔼的态度及紧张忙碌的工作状态，令我赞叹不已！作为一名肝病患者，对该院肝衰一科全体医护人员表示深深的感谢！

首先，我要感谢科室游绍莉主任、刘鸿凌主任，他们每天都会到病房查房，仔细询问各阶段病情，也非常感谢他们能在我病重期间迅速确定治疗方案，并及时进行救治，让我闯过"鬼门关"，重获新生；更感谢我的经管医生，无论每天多忙，早、晚都会到病房查房，全面询问病情，耐心地查体，并根据不同阶段及时调整治疗和用药方案，是他们尽职尽责的工作态度、精湛的医术、细心的诊治及无微不至的关怀，让我的病情得以尽快康复。

其次，我要感谢那些有着天使般笑容的护士们，刘婉姝护士长的专业态度，对团队的严格要求；责任护士王会、廖辛阳，对工作的认真负责；赵红雨护士的亲切幽默；吕婷婷的坦诚直率；王晓婷、袁雅静、王丹的热情细心……她们每天从上班开始就忙碌在护士站和病房间，带来的亲切关怀和灿烂的微笑让每个患者的心情都无比舒畅，同时，她们在护理过程中尽职、尽责、尽力，一丝不苟，不辞辛苦，也是她们的细心、爱心、责任心、热心深深感动了我们每一位患者，虽然我们道不出所有护士的名字，但我们切身感受到她们毋庸置疑是患者的白衣天使。

许许多多的感激之情不能一一尽述，我由衷地感谢肝衰一科的全体医护人员，感谢你们精湛的技术、爱岗敬业的职业精神！感谢你们对患者亲切热情的态度和无微不至的照顾，衷心地祝愿肝衰一科全体医护人员事事顺利，身体健康！也感谢一直陪伴我、鼓励我度过人生最艰难日子的家人！

在五一节到来之际，我们全家人预祝所有医护人员节日快乐！

第二例　肝衰之战

我是一名 25 岁的年轻小伙，现居住吉林省长春市，乙型肝炎病史已有 15 年，失眠史 2～3 年，大学毕业至今已一年半。由于工作繁忙且应酬较多，平日饮酒量过大，于 2015 年 2 月 5 年在老家长春查出肝硬化，病情严重，急需住院治疗，迫在眉睫，并于 2 月 10 日决定到 302 医院就诊。

我自觉身体强壮，大学时打球健身，从未间断，素日感冒发热亦几乎没有，谁知天有不测风云，人生路上永远不会缺乏这种可笑的意外。

记得当时之所以选择检查身体，是因为 2 月 4 日早上洗漱时揽镜自照突然发现双眼发黄，侧脸一看脸上出现淡淡的黄色，当时仅微微一笑，"黄种人"嘛，脸黄正常，何必庸人自扰，但随即大脑中有很多关于肝病知识，让我感到这就是暴风雨来临的信号，越想越害怕，急忙回家告诉父母。第 2 天来到长春市的肝胆医院做检查，谁知检查结果严重偏离正常值，必须住院，刻不容缓。

突如其来的噩耗让我瞠目结舌，全身的力气在瞬间被抽离躯壳，住吧！事情就此敲定，在长春住院，4 天后，由于病情毫无好转并有渐渐恶化的趋势，医生建议去北京 302 医院，权威的专科医院才有保障。就这样，2015 年 2 月 9 日我与父亲披星戴月于次日凌晨 1 点来到解放军第 302 医院，挂上急诊。由于病情严重，输液直到凌晨 4 点，回宾馆匆匆睡下，清晨 8 点钟顺利办理了住院手续。

安定下来之后我和家人自认为是一场虚惊，谁知不幸才刚刚开始。每日是输液吃药，主治医生前来查房，了解病情。3 天后我的肚子逐渐增大，紧接着食不下咽，极其厌食，仅仅以米粥度日，但仍然无味。一日清晨抽血化验，下午医生将父亲叫了过去，我虽然身体不适，却不糊涂，心明如镜，料定必是医生担心病情的严重程度超过我的心理承受能力才找父亲谈话。太小看我了，自家知自家事，我这几日腹部越来越胀，生怕老父忧心过甚，唯有咬牙苦忍，身体以胃部为中心，一片蜡黄并向四肢蔓延，如今就连手脚都是黄色的，而且双腿瘙痒难忍，被指甲抓得血淋淋的，望之触目惊心，不忍直视。父亲回来后，一脸平静，依然对我嘘寒问暖，似乎一切如常，像什么都没有发生一样，后来父亲告诉我，医生说"你家孩子刚入院时胆红素 280 μ mol/L，今早化验竟是 480 μ mol/L，是正常人的 21 倍，短短 5 日，飙升至此，必须尽快做血浆置换，片刻耽搁不得"，并把血浆置换的介绍单交给父亲。父亲近日本就忧心忡忡，我的种种不适及其变化全看在眼里，听了医生的话，无异于晴天霹雳，双手颤颤巍巍地接过单子，瞬间只觉得目眩神驰，大脑空空如也，抬头望去，只觉双眼模糊，好不容易稳定下来，又跑了无数道手续，终于在 2 月 16 那天上午让我做了血浆置换。

血浆置换听起来复杂无比，其实说来也简单，无非是将自己体内血浆排出体外，再输入干净的血浆达到稀释血液中胆红素浓度、改善指标缓解症状的目的。

那天妈妈和妹妹也从老家赶过来，陪着我做血浆置换，妈妈一脸焦急，痴痴地看着我，紧紧抓住我的手，欲哭无泪，看到父母如此为我担忧挂虑，我心中难过得无以复加。这个世界上，父母才是最爱自己的人啊！我不可以让他们为我担心，心里为自己打气，一定要坚强！一定……

天遂人愿，这次血浆置换让我的胆红素从 480μmol/L 降到 360μmol/L，此次结果着实让父母高兴了一段时间，终于听到好消息了，孰料噩梦才刚刚开始，5 天后血液检查得知，我的病情恶化了，胆红素从 360μmol/L 狂飙至 540μmol/L，这下连医生都坐不稳了，与我父亲交流下一步治疗方案，竟要考虑肝脏移植。先不说肝脏移植所需要多么庞大的一笔费用，单是这四个触目惊心的字，所蕴含的是多么震慑魂魄的力量啊！屡次的打击已经让父母不堪重荷，备受煎熬。当然每次见到我还是要强颜欢笑，想不到二老的演技如此高超，呵呵！这小老爷子、小老太太不当演员，张艺谋都会感到遗憾啊！

肝脏移植需要适配的肝源，这种事可急不来，只能靠运气耐心等待，其余能做的只是保守治疗。

2015 年 2 月 24 日，我的胆红素上升到 632 μ mol/L，于是进行了第 2 次血浆置换，确诊为肝衰竭，因此经肝衰竭中心游绍莉主任会诊后我转到肝衰一科，由王海波医生负责。

王医生身材娇小，浓密的刘海遮住了整个额头，一副银丝眼镜挡住了明亮的双眼，她简单问了我几个问题，身体有何不适，我一一叙述，她一一解答，语气沉稳朴实却又铿锵有力，透出强大的自信，仿佛一切症状变化均在她的掌控之中一样，不但给我吃了一枚定心丸，也给父母注入了一支强心剂，让人如沐春风，身心顿时愉悦起来。

第 2 天，我突然陷入昏迷状态，王医生说有可能是肝性脑病，让我爸拿着我的检验报告咨询移植科的专家，专家看过报告后，一脸严肃，答案很简单，必须肝脏移植，否则有生命危险。上次医生仅仅说考虑移植，这次竟然是必须，两字之差，含义相距万里，我不禁感慨中国语言的博大精深。那天我蜷曲在被窝里，心里面思潮翻滚，宛如大海波涛，我心里什么滋味呢？"只是当时已惘然"，现在更说不清楚了，好像是打翻了酱缸，酸甜苦辣。说我悲哀吗？是的，但不全是；说我愤怒吗？是的，但不全是；说我恐惧吗？是的，也不全是；说我坦然吗？是的，更不全是。总之，我是又清楚又糊涂，又清醒又迷离。主任们定下方案，一边等待肝移植，一边积极内科治疗，争取康复，确保生命！

从那天开始，我的用药量急剧增多，每天的输液时间均在 8 小时以上，躺得我是身心疲惫、腰酸背痛，再加上我的胃口问题，医生只让我喝粥、吃面条等易消化食物，杜绝一切生、冷、硬、辣、油等食物。种种矛盾终于激化了我不可理喻的臭脾气，情绪越来越糟，经常向父母发脾气、发牢骚，现在想来真不应该，但那时确实控制不住，想不到我竟会如此的任性。

这里要感谢一个人，就是我的责任护士——王会。她是一位十分温柔体贴的女孩，身材高挑，气质高雅，有着一双明亮似乎会说话的大眼睛，她声音甜美，娇婉动人。有一次由于我的任性，心情不佳，向老爸老妈大发雷霆，老爸满脸的无可奈何，一声不吭，老妈百般劝慰、满脸堆笑（写到这里，真是觉得汗颜啊，恨不得地上有个缝让我钻进去）！恰逢王会护士赶到，她双眼微眯，眉头紧皱："你在干什么，怎么可以这样对妈妈说话，你有考虑她的心情和她的感受吗？这么大的人了，一点也不知道害羞。"谁说我不害羞，几句话弄得我都脸红了，只不过我的胆红素较高，一张大黄脸，掩住了那难得泛出的微红。她的话虽然严厉异常，但关切之情溢于言表，我非但没有一丝厌恶，反而心中暗暗感动。这次真让我心有体会，王会护士只是一个代表，这里的每一位护士都把患者当作家人一样照顾，令人感动，难能可贵，每一位护士都是那么优秀，年轻貌美，落落大方，声音透着无限温柔。

这里必须提到肝衰一科的医生们，他们平日极其忙碌，周六周日也要来病房，每天晚上经常看见医生在加班，有时候他们还开展学术交流，真不知他们如此兢兢业业，原动力从何而来。有一位名人说过，人生一世，一则为名相，匡扶社稷；二则为名医，救死扶伤。本人以为，这有可能就是他们的处事原则吧！

我有幸成为游主任的重点慰问对象，每天早上她与王海波医生一起过来询问我的身体状况，并提出针对性的意见，最后不忘叮嘱一句：保持积极乐观的心态，哎！我也知道积极的心态是身体恢复的关键所在。但是，连日来坏消息接踵而至，自家的身体危如累卵，随时可能撒手人寰，纵然是铁石心肠，也乐观不起来，我做不到积极乐观，但尽量不消极悲观，只需内心平静，保持从容淡定，以不变应万变，这样的心态反而起到了无心插柳的奇效。

在医生的精心治疗下，我的病情逐步改善。3 月 3 日第 3 次血浆置换，胆红素从 370μmol/L 降到了 229μmol/L，3 月 12 日第 4 次血浆置换胆红素从 200μmol/L 降到 108μmol/L。至此，以后再也不用血浆置换了。并且，我的肤色也从淡黄转为粉红，肚中的腹水越来越少，不像以前类似孕妇一样，胀得那么难以忍受，一切检验指标及身体状况都向好的方向发展。如今我仅仅住院 42 天，医生已经通知我出院了。一个需要做肝脏移植手术的患者，在短短 42 天之内竟然出院了。不能不说这是一个奇迹，是医生与护士精心治疗与悉心照顾、患者积极配合所共同创造的奇迹。

回想这一个半月的治疗之路，如今一切尘埃落定，期盼已久的自由就在眼前，这个花花世界那么亲切、自然，呼吸着外面掺杂着汽车尾气的"新鲜空气"，仍觉沁人心脾，精神为之一振，感谢老爸老妈的辛勤付出，感谢游主任、王医生的妙手回春，感谢王会护士的悉心照顾，感恩身边每一个人！

我重获新生，以后需要更加珍惜自己，热爱生命，热爱生活。在此，留下这点体会，希望有缘阅读的患者能够心有感触，相信医护人员！相信自己！坚强勇敢地走下去，我愿足矣！

第三例　从病危中走来

北京的天气慢慢暖和起来，春天越来越近了，我似乎闻到了花香，不知道花园里的迎春花开了没有，多么期待外面的世界啊。我已经在病床上躺了 40 多天，回想病情危重的这段时间，真是不堪回首。

一个多月前，我不幸突然生病，当地医院发现病情危重，可能有危险，建议我转院到北京解放军第 302 医院。我当时身体极度虚弱，之前已有五六天连续呕吐的症状，食、水不能进，每日都在身体和心理的挣扎中度过。医生反复把我的亲人叫到办公室交流病情。我知道我危在旦夕，但我一遍一遍地鼓励自己，我不相信我就此永别，我绝不放弃。不管病情如何变化，我坚持微笑面对，吐了我再吃，难受了我鼓励自己，熬过一天我就向胜利迈进一步。我知道我的亲人和医生都在为我努力，在为我担忧，我不能因为自己懦弱而退缩，我要用我的勇敢感染家人、医护人员，让他们对我更有信心，那我就是在帮自己！

面临死亡的危险，医生为我制订了血浆置换的治疗方案，当医生向我介绍这一治疗的时候，担心我害怕。其实没有，我相信，每一次治疗也许就是我救命的稻草。在除夕就要到来的前夜，当这个世界的人们沉浸在即将迎来新年的喜悦中的时候，我却要迎来血浆置换，我没有悲泣，我相信新年仍然属于我。当被送到人工肝治疗室的那一刻，我感觉自己充满了无限希望，当血浆进入我身体的那一瞬间，我似乎看到自己慢慢好起来，紧张的心情平复了许多，体会着生命的美好！看着医护人员忙碌的身影和脸上平和的笑容，更加坚定了我不要放弃的信念。

历经了 5 次的血浆置换和不断地调整治疗方案，虽然吃饭和胃肠反应有了改善，但我的检验指标仍然没有明显的改善，黄疸在血浆置换后明显下降，过了三天又直接飙升，危险依然挥之不去，可我还是相信希望就在眼前！

现实终归是现实，由于我才 38 岁，病情危重，黄疸高不说，我的凝血酶原活动度一直无改善，医生诊断我是中期肝衰竭，存活的概率低于 50%，经过专家评估及与家人的交流，建议我选择肝移植。当然，还有一个危险的招数，选择激素治疗，可能会收到奇效，但也可能加重病情。虽然医生也告知我服用激素后，我可能会出现肥胖、糖尿病等，但在生命面前，颜值已经不是我考虑的问题，在权衡利弊后我勇敢地选择了激素治疗，我相信有风险就有机遇，何况我相信医生一定会有所预案。医生和护士反复叮嘱我要注意个人卫生，勤漱口，避免口腔真菌感染。医生和护士的每一句话，每一个交代，我都百分之百用心去体会，去做好。每日五六次的拍背促进排痰，以免引起肺部感染；同样漱口一日四次不得马虎，即使在身体极度虚弱的情况下，我坚持日复一日的重复这些动作，相信上天不负有心人。

用尽所有，老天待我不薄，激素治疗 3 天，检验结果很是喜人，医生很欣慰，初步判定激素治疗敏感，制订继续激素治疗方案。虽然这只能是一个没有结果的开始，但我内心的勇气与决心又加了一个砝码，更加认真地做好每一件事。

1 周的激素治疗后检验指标有所反弹，但医生对我的病情又进行了分析，认为不能放弃激素治疗，经过冷静的思考，我慢慢振作起来，我愿意等！等！

在后来的检查中，检验指标均稳定地下降，这再次证明了医生精湛的医术和丰富的经验，他们每次检验后均按照指标进行激素治疗后的评估与方案的制订，我永远都不会忘记医护人员那温和的语音和一张张热情关切的脸庞，一次次的不厌其烦、亲切的鼓励，让我消除对激素的恐惧，让我明白治疗过程中需要注意的事项和自己能做的事情，让我告诉自己不要放弃！

命运终究又一次对我绽放了笑脸，心存无限感恩，感谢在我生命最困顿无望的时期，没有放弃我的家人和医护人员，感谢他们一起和我承受生命斗争的艰辛和苦难，也感谢我自己是一个不轻言放弃的人，相信人性的美好和生命的奇迹！

当我出院走出病房时，我要在路边采一朵野花，我要好好享受生命中又一个春天的气息！